薬を抜くと、心の病は9割治る

はじめに

ナチュラルクリニック代々木には、精神疾患や難病に苦しむ患者さんが毎日いらっしゃいます。**その中の多くの方々が、長年にわたって薬を服用し続けてきた人たちで、「もうこれ以上、治療の手段はないかもしれませんね」と医師からいわれたというのです。**

患者さんは、医師を信じて病院に行きます。「医者が処方してくれた薬を飲んだら治る」と信じて通院するのです。しかし、「精神障害になって、処方された薬を服用してみごとに治った！」という話を、私はほとんど聞いたことがありません。

仮に回復しても、「再発防止のために必ず一生飲み続けてください」といわれるケースが多いのです。**おかしいと思いませんか？ 医療というのは、患者さんが少しでも改善し、回復することを目的としているはずなのに、「薬を一生飲みなさい」なんて。**

「何種類もの向精神薬を何年間も飲み続けているのによくならないし、むしろ悪化しているんです」——と言って当院に来院される患者さんを診ると、「何種類もの薬さえ飲まなければ……」「もっと早く来院されていれば、苦しまなくてすんだのに」と、私は本当に悔しくてしかたがありません。

医学の進歩が人類に多大な貢献をしてきたのは事実です。

たとえば、昔は「死の病」といわれていた結核も、いまでは医薬品などで完治します。また、抗生物質のペニシリンのおかげで、非常に多くの人たちが命を救われました。このように、医学の進歩による治療薬などの開発は、病気の予防や症状の緩和《かんわ》に寄与し、人間の寿命を著しく伸ばしてきました。

一方で、薬への過信、多剤併用・多量投与による問題が生じてきたのも事実です。血圧を下げるための降圧剤の服用を始めたら、飲み続けなければならない。病院に行くと何種類もの薬を処方されるなど、「薬さえ出しておけばいい」という医療が多くなっています。

市販薬を見ても、「大人1日何錠」などと書かれていますが、体重80キログラムの成人もいれば、50キロのお年寄りだっています。患者さん一人ひとりの性格や習慣、体質が異なるのに、同じ薬を同量、というのは普通に考えてもおかしいと思いませんか?

本書は、薬害に警鐘を鳴らす意味でも執筆しました。

唾液を検査すればうつ病かどうかわかるようになりましたが、当クリニックでは、何種類もの薬の服用とつらい症状に苦しんでいる患者さんたちに、まず毛髪診断をします。それによって栄養の過不足やホルモンバランス、そして臓器の健康状態まで推測することができます。それから患者さん個人個人について、日常の食生活指導である**細胞（膜）栄養療法を徹底して行っている**のです。

いちばん特徴的なのが、当クリニックでは、原則として薬の処方と投与を行っていないことです。すでにほかの病院で処方された薬を服用している患者さんには、薬の量を徐々に減らしてもらい、最終的に薬を飲まないようにしています。

細胞（膜）栄養療法では、できるだけ糖質を控えめにするということが重要になっています。うつや不安神経症などの患者さんの多くは、主食として白米やパン、めん類を食べています。しかもそれ以外に、スナック菓子や炭酸飲料などを口にしている人が非常に多いのです。

ですから、**当クリニックでは、白米に比べて糖質の吸収がゆるやかで、しかもビタミン、ミネラルが豊富な発芽玄米を主食に、魚や野菜を多く食べるように指導しています。**

この細胞（膜）栄養療法を導入することで、ほとんどの場合は症状が改善されるのです。

現在の精神科医療は、改善しなければならないいくつもの問題を抱えています。そのひとつが薬に頼る治療ですが、**私はもっと本質的な精神障害の原因を究明し、それに基づく正しい治療を施す必要があると考えています。**

私たちの体は60兆にものぼる細胞でつくられています。髪の毛も、目も、歯も、骨も、皮膚も、血液も、足の爪にいたるまで、すべて細胞でつくられているのです。その細胞が何によってつくられているかというと、私たちが毎日口にしている食べ物です。

英語で「You are what you eat.」ということわざがあります。「あなたという人間をつくっているのは、あなたが食べているものだ」という意味です。

食べ物は、それほど私たちにとって必要不可欠なものですが、薬はどうでしょう？ **薬は、栄養学では「毒物」「劇物」に分類されています。**ほとんどの薬が化学物質でつくられているわけですから、食品でないことはわかりますが、毒物だと思っている人は案外少ないのではないでしょうか（薬ではありませんが、日本で認可されている1500種類以上の食品添加物も、栄養学的には毒物・劇物となります）。

しかも、**多くの人たちが、その薬で体の悪いところはすべて治ると思い込んでいます。**

薬を飲んでいるために血圧や血糖値が安定しているというのは、本当の意味での「正常」とはいえないでしょう。その証拠に、薬をやめると元に戻るどころか、以前より症状が悪化するケースさえあります。

食べ物でつくられている人間の体や細胞に、薬や添加物という異物が入れば、体内環境が悪くなるのは当たり前です。

また、同時に3種類以上の薬の服用を続けると「ＤＤＩ（薬物相互作用）」といって、単体の薬の副作用を上回る新たな副作用を引き起こすことが明らかになっています。しかし、この事実を把握している医師はあまり多くないのが現状です。

ですから医師は薬を出し続け、患者さんは「すっかり元気になりました」「おかげでよくなりました」という方がおりますが、体内では薬のせいで元気な細胞がダメージを受けている場合も多いのです。

薬を服用することで、また、食品添加物をたくさん摂取することで自分の命を危険にさらしているということを、ぜひ知ってください。

体内にためてしまった有害物質を減らし、細胞（膜）栄養療法で良質な栄養（食べ物）

を摂取することが、あらゆる健康の第一歩となります。

覚えておいてください。「You are what you eat.」。あなたをつくっているのは、あなたが食べているものなのです。

医療法人社団・一友会
ナチュラルクリニック代々木　院長・銀谷《ぎんや》　翠《みどり》

目次

第2章　こんなにも怖い薬のもたらす負の作用

第3章　さまざまな心の病とナチュラルクリニック代々木で行っている治療法

第4章 予防医学の知識を身につけ、自分を守ろう

第5章　食生活の改善と細胞（膜）栄養療法で健康な心と体を手に入れる

第1章

日本の精神科医は
いったい何を
やっているのだろう

駆け出しのころにわかった「薬漬け」の実態

私が精神科医を志したのは、14歳のころでした。小学生のとき、心の病が原因で自らこの世を去った祖母をはじめとする人々のことが忘れられなかったからです。

地元の秋田大学医学部に進学し、大学病院で2年間、インターンとして医師向けの教科書で勉強するかたわら、患者さんも診ていました。

大学病院はいろんな病気の患者さんがたくさん来るところであり、民間の個人病院と違って、1人の患者さんとは短期間接するだけですから、自分が薬の大量投与をしているという認識はありませんでした。

その後、勤務先を民間病院の精神科に変えたとき、通院歴10年、20年という人たちが十何種類も薬を出されていることを初めて知りました。

ある患者さんから「先生、いつまでこんなにたくさんの薬を飲まなければいけないんでしょう?」といわれました。それは私も治療でよく使っていた薬でした。調べてみると、その患者さんは1日に60錠も処方されていました。

ひとつの薬の使い方は間違っていないのですが、それを大量に使うことで患者さんのQOL（クオリティ・オブ・ライフ：その人がどれだけ人間らしい、望みどおりの生活が送れているかをはかるための指標）**が失われているのは明らかでした。**

「どうして医師たちは、このことに対して積極的に取り組まないのか」と思ったのが、私の薬物治療に対する最初の疑問でした。

調べてみると、アメリカでは向精神薬を否定する論文や書籍がたくさん出ており、取り寄せて読み始めました。そして、幻覚や妄想など統合失調症特有の症状にはあまり効果はないものの、漢方薬に切り替えて向精神薬を減らし、薬の副作用を小さくすることができることを知りました。

その事例を病院の医師たちに報告したのです。ところが、関心を示すどころか、鼻で笑われたのです。この人たちに話してもダメだと考えた私は、病院勤務のかたわら、休日などを利用して専門家による漢方薬の勉強会に参加しました。漢方薬を選んだのは、子どものころからなじんでいたからです。

そして、薬の副作用で尿が出にくくなった患者さんには八味地黄丸《はちみじおうがん》、唾液が出にくくなってしまった患者さんには白虎加人参湯《びゃっこかにんじんとう》などを処方してみたのです。そうやって漢方薬を出してしばらくしたところ、寝たきりだった患者さんが起き上がって歩けるようになるなど、QOLが明らかに向上していきました。

しかし、薬の量が減ると病院の収入が3分の2から半分くらい減るため、医局長に呼び出され、**「薬を減らすのはやめろ」**といわれました。なんということでしょう！　そこで私は違う病院に移る決心をし、薬物に頼らない関東の病院を見つけて転職したのですが、結局その病院も薬物治療が中心でした。

それからさらにいろいろ調べてみて、精神疾患に**細胞（膜）栄養療法**（詳しくは第5章）を採り入れている、現在のナチュラルクリニック代々木に行きあたったのです。

医師の勉強不足が「薬頼みの治療」を助長している

医師はなぜか遺伝子がすごく好きで、「精神病というのは結局、遺伝子を治す必要がある病気だ」としている人がほとんどです。しかし、私が当クリニックで「読んでみてください」といわれた『脳内汚染・心の病を治す栄養療法』（神津健一著　長崎出版）には、遺伝子の話はあまり出てきません。**心の病を治すのは脳の神経細胞、細胞膜に栄養を与え**

ることだと書いてありました。

しかし、医師の多くは細胞膜自体に注目していません。医学部で教えてもらわないのですから、それも当然でしょう。

のちほど詳しく述べますが、精神疾患の原因は、脳の神経線維《せんい》が細くなって情報が流れにくくなるためです。神経系の細胞を太くするには栄養と酸素とホルモンが必要なのに、「薬」は神経系の細胞を逆に傷つけてしまいます。

ですから、対症療法で薬を投与するのではなく、神経系の細胞を太くし、神経のシナプス（神経細胞同士のつなぎ目）の数を増やす栄養素・食べ物をとるようにすればいいのです。たとえば、玄米にはＧＡＢＡという栄養素が含まれていますが、これは神経伝達物質ですから非常に有効なわけです。

私たち精神科医が最初にそれを学んでいれば、薬ではなく、栄養によって脳の神経そのものを太くする方法を考えたはずです。しかし、ほとんどの精神科医は、神経線維やシナプスがやせていることが精神疾患を引き起こすということを知りません。これは医学教育の問題でもありますが、医師自身の不勉強も一因でしょう。

5分ほどの診療時間では何もわからない

日本では、大病院や有名病院は長蛇の列ができ、繁盛しています。その中の精神科も当然混雑しています。それでも、患者さんはそうした病院を選びがちです。その気持ちはわからなくもありません。

でも、何時間も待たされたあげく、問診票に書かれた内容をざっと見て「うつ病です」「統合失調症です」と5、6分程度で診断され、「とりあえずお薬を3種類ほど出しておきますから、2週間くらい様子を見て、また来てください。はい、では次の人」というのが現実です。

精神障害のような厄介で診断が難しい病気を、たかだか5分ほどで診察できるわけがありません。同じ病気でも、人それぞれ食生活も環境も異なるのですから、当然、症状も違っていることが多いのです。

それで2週間後に通院して症状が改善していないと、「では、あと2種類お薬を増やして様子を見ましょう」といわれ、「頭が痛い」といえば鎮痛剤、「よく眠れなくて」といえば睡眠導入剤が処方され、薬はどんどん増えていくのです。

いったん投薬され、服用を始めると、症状が改善されないまま副作用に悩まされるようになります。薬は劇物ですから副作用があって当然ですが、その副作用を抑えるための薬でさらに投薬量や種類が増えてしまい、症状はますます悪化していきます。

このように、**薬に依存する状態になってしまうと、なかなか減薬、脱薬ができなくなります。**仮にできたとしても、しばらくして再発する「ブーメラン現象」が起こり、症状がぶり返すか、あるいはさらに悪化するケースも多いのです。

たとえ改善、回復したとしても、再発防止のため、生涯にわたって2、3種類の薬を飲み続けるように指導されるケースさえあります。あなたのまわりにも、食後などに何種類も薬を飲んでいる人がいませんか。

向精神薬によって一生をコントロールされるというのでは、言葉は悪いですが、麻薬中毒患者と変わらないのではないでしょうか。薬に頼ることによって、肉体も精神も確実にむしばまれていきます。

本書では、薬に頼らず健康を取り戻す方法、また、現在服用している人であれば、薬を

抜きながら健康を回復する方法について述べていきます。

病名をつけたもの勝ちという恐ろしい現実

驚かれるかもしれませんが、**精神医療の診断には、いまのところ科学的根拠がありません。**患者さんを診察した精神科医の主観によるのです。

たとえば、アメリカの人権擁護団体が、ある患者さんを10人の精神科医に診せるという実験をしました。その結果、10人の精神科医が10人とも異なる診断結果を出し、処方された薬もまさに十人十色だったといいます。

つまり、医師の診断結果がバラバラだということは、それだけ治療の効果を見極めるのが難しいということを意味しています。それなのに、向精神薬を患者さんに次々と投与しているのです。

精神障害に関しては、その本当の因果関係がわかっていないというのが現状です。しかも同じ症状でも、原因は人それぞれで、とりあえずは患者さんの言動、家族や周囲の人たちから見た症状、出来事や気になることなどを聞いて原因を探ります。

ひとつだけはっきりいえることとは、過去に心に受けたなんらかの衝撃が、ある日ショッキングな出来事がきっかけで、病気の芽として一気にふきだしてくるということです。このようなことは誰にでもありますが、特に神経組織（神経線維）の細い、繊細な人ほどなりやすいといえるでしょう。仕事熱心で真面目で正直、責任感が強く、どちらかというとまっすぐな、少し頑固なタイプに多いようです。

ストレスを受けやすく、その結果神経組織が傷を負い、ダメージを受ける――。つまり、**精神障害はどちらかといえば「いい人」に起こりやすいといえるでしょう。**

精神病を遺伝性の病気でもあるかのようにいう医師は多いのですが、そうではありません。病気が遺伝するのではなく、性格遺伝子（Ｄ４ＤＲ）が遺伝するだけです。

そうやって出てきた症状を、現代では「とりあえず抑えましょう」と、対症療法として薬を飲ませます。それで一時的には治ったように見えますが、まったく別の症状があらわれたり、副作用によってもっと極端な症状が出て苦しんだりします。

仮に同じ病名でも、人それぞれ原因が違っているのですから、一律に同じ薬で抑えようというのが無理な話なのです。個人個人の性格、育った環境、食生活、生活のサイクルや職業、家族や家庭環境などで症状も大きく変わってくるのです。

しかし、とりあえず病名をつけなければ、保険医としては保険の取り扱い対象となりません。**極端にいえば、診断したあと、なんでもいいから一応病名をつけるしかない、というのが現状です。**

たとえ誤った診断でも病名をつけてしまえば、その病名に合った薬を処方できます。そうした医師の側に問題があるのは確かです。でも、患者さんの側も、たとえば診断されたあと「お疲れ様でした。このままお帰りになってけっこうです」といわれたらどうでしょう。「あれ？　お薬はいただけないのですか？」と、思わないでしょうか。

病院の側からすれば、わずかな初診料だけでは商売になりませんから、なんだかんだいいながらいろいろな検査をして診察料を稼ぎ、薬を処方しようとします。バカ正直に「病名はわかりません。だから薬も出せません。食生活と生活習慣をこのように改善してください」といったら、患者さんは来なくなるでしょう。しかし、**実はそんな医師こそ「名医」なのですが**、それでは病院勤めできないのが、悲しいかな現実です。

誰でも「精神障害」にされてしまう

精神医療の先進国といえばアメリカですが、そのアメリカの精神医学会が「精神疾患の診断統計マニュアル（ＤＳＭ）」をまとめました。これは日本でも使われており、現在なんと３７４種類もの精神障害が列記されています。

たとえば、計算が遅いと「算数障害」、思春期に親に反抗すると「青年期反抗障害」、なんとなく不安になると「全般性不安障害」などです。

これを見て「えっ?!」となりませんか。こんな、誰でも日常的に起こりやすいことで「精神障害」にされてしまうのですから。このように精神障害をどんどんつくり、それぞれの症状に合わせて次々と新薬を生み出していくというのが、精神医療現場の実態です。

一般企業にたとえるなら、社員たちが「次はどんな企画戦略で行こうか」と考え、たくさんのプランを出し、そのなかからヒットしそうなものを採用して世に送り出すのに似ています。その結果、アメリカの向精神薬の売り上げは年間２７０億ドル、世界では４４０億ドルにのぼり、精神医学界を「麻薬の売人」などと酷評する人もいるくらいです。

あってないような病気のガイドライン

「DSM」による診断法は、日本でも急速に広がりました。

このガイドラインは、近年発達を遂げている脳神経学や脳解析学などの科学的根拠を重視せず、病気の原因にもあまり踏み込みません。患者さんにあらわれる精神症状のみを統計的に分類したもので、アメリカではすでに見直しが検討されています。

そんな「いい加減に」分類された症状に当てはまるかどうかを、マニュアルに沿って質問していくというのが、最近の日本の精神科や心療内科の診断法の主流なのです。

しかも、問診が中心ですから、もしあなたが「最近、なんとなく不安なんです」と訴えると、「全般性不安障害」と診断されるでしょう。不安になる理由はさまざまなのに、「病気の原因にあまり踏み込まず」「患者の精神状態のみを見る」という診断基準のため、いとも簡単に精神障害にされてしまうのです。

逆に患者がウソの答えをしていけば、その患者が実際は精神障害だとしても、そうではないと診断される可能性もあります。

1．若年層に多く、全体に軽症で、訴える症状は軽症のうつ病とくらべて判断が難しい。
2．仕事では抑うつ的になる、あるいは仕事を回避する傾向がある。ところが余暇は楽しくすごせる。
3．仕事や学業上の困難をきっかけに発症する。
4．患者の病前性格として、成熟度が低く、規範や秩序、あるいは他者への配慮に乏しい。

このように、病気はつくられているという面もあるということです。科学的根拠の薄い病名を載せたマニュアルに基づいて、健康な人が精神障害と診断されることもあるのです。もちろん、すべてがすべてということではありません。

精神科医によってでっち上げられた「新型うつ病」って何？

わかりやすい例をあげるなら、「新型うつ病」という言葉は、以前はありませんでした。「新型うつ病」といわれているものは、日本うつ病学会では上の囲みのように定義しています。

極言すれば人格や性格による変調であること

が多いのですが、この人たちに必要なのは薬物療法ではなく、認知行動療法などの心理療法・カウンセリングです。

この、問題だらけの「新型うつ病」は、メディアによく登場する精神科のある女性医師によって喧伝《けんでん》され、まるで新しい病気であるかのように世の中に認識されてしまいました。通常、日本で精神科医を名乗るには「日本精神神経学会代議員選挙」の有権者名簿に掲載されているはずですが、ちなみに彼女の名はありません。

「新型うつ病」という適当な概念を世に広めた彼女の罪は深い、と私は考えています。

本当の「うつ病」の人の特徴は、「自分がすべて悪い」と思ってしまうことです。「仕事もできない、食事もつくれない、社会貢献ができない、それは自分のせい。まわりに迷惑をかけて申し訳ない」という精神状態になります。

ところが「新型うつ病」といわれる人は、「私が仕事ができないのも、人生がうまくいかないのもまわりが悪い、みんなおまえたちのせいだ」という傾向が強いのです。本当のうつ病の人は買い物に行くのでさえ、まわりの人に申し訳ない気持ちでいっぱいなのですが、**「新型うつ病」の人は会社には行きませんが、遊びに行くのはなんともないという場合が多い**のです。

その女性医師によって「新型うつ病」という名前をつけられてしまったがために、精神科の医師もそれに便乗して薬を出すようになってしまいました。そうすると、今度は「新型うつ病」に対しても保険診療として抗うつ薬を出していいことになります。医師は薬を出せば儲かりますから、「新型うつ病」という病名に便乗して、薬を処方するケースが多々見られるようになったのです。嘆かわしいことではないでしょうか。

本当のうつの人を侮辱する「新型うつ病」

この、新たにつくられた「新型うつ病」というのは、本当にうつになった人を侮辱する行為だと私は思っています。

本当のうつ病の人は、社会復帰して真面目に生きようと治療に一生懸命です。それなのに、「新型うつ病」の人を「うつ病である」と診断してしまったら、本当のうつ病の人も「面倒なことをしたくないだけじゃない」「遊びたいだけじゃない」といわれてしまいます。

さすがにその状況をまずいと感じ始めた日本うつ病学会は、安易に新型うつ病と診断することを推奨していません。

「新型うつ病」というのは病気などではなく、はっきりいえば単なる無責任な怠け者です。「つらいことはいや、楽しいことはいくらでもできる」という都合のいい病気があるでしょうか?

「新型うつ病」と診断された人は、会社はしっかり休みますが、家でゲームをしたり、テーマパークに遊びに行ったり、海外旅行するのは平気なのです。これでは病気とはいえません。昔であれば、「甘ったれるな」「怠けるな」と怒られるようなのが「新型うつ病」の正体です。

しかも「新型うつ病」で休んでいるときは、傷病保険が手に入ります。休職期間中に給料のおよそ6割が傷病手当として出るのですから、ますます仕事などしなくなるでしょう。

本来なら面倒くさいことでも、いやなことでも努力して乗り越えるというのが健全な発想ですが、「新型うつ病」の人たちは自分の好きなことしかしません。責任感が強く、真面目に生きた結果うつ病になってしまったがんばり屋さんと一緒にするのは、非常に問題だといえないでしょうか。

しかし精神科医にとっては、どちらも薬を処方すれば儲かるわけです。繰り返しますが、ここに問題があるのです。

しかもあろうことか、「新型うつ病」の人のなかには、処方された向精神薬を服用せずに、ネットなどで横流しする人までいるといわれています。さすがに「新型うつ病って、なんかヘンじゃない？」といわれ始め、徐々に改善されているようです。

このように、ちょっとしたことで精神病と診断してしまうため、いつまでたっても治療率は上がらず（それはそうです。病気でないのですから、治ることもないのです）、薬の使用も増える一方なのです。

安易に医者に頼ると、うつ病にされてしまうかも

寝不足、不眠、過労、偏食、食品添加物の摂取、薬の乱用、ダイエットの失敗、トラウマ、子育てに対する不安、携帯やパソコンから出る微弱な電磁波、ゲームのやりすぎ、家族の死、失恋、結婚、出産、離婚、失業、身体的コンプレックス、人間関係、大手術や大ケガ、成績不振、交通事故、事業の失敗などなど……。

これらはうつの引き金になるといわれていますが、こうしたことは長い人生で誰でも大なり小なり経験することでしょう。

そんなときは思い切って休養したり、環境を変えてみたり、食生活を見直すなどで改善、回復するはずです。それなのに、ちょっとヘンかな？　と深く考えずに医者に頼ると、いままで述べてきたように抗うつ薬を処方されて、その副作用が気力を損ねてしまうかもしれません。

毎年3万人ほどの自殺者を減らそうと、政府は「自殺予防強化月間」というキャンペーンを張ったことがあります。「お父さん、眠れてる？」というコピーのもと、「眠れない、体重減などはうつかもしれませんので、医者に相談しましょう」と書かれていました。

しかし、これは危険な側面もあります。前述したように、精神科医は薬を処方することが治療だと考えていることが多いからです。しかも、向精神薬で精神障害が改善したり、回復する確率が低いことが明らかになっています。

病名が増えれば精神科が儲かる？

精神障害の病名が増えると、新薬が出てきます。新薬が出ると患者さんが増えます。患者さんが増えると精神科医が増え、向精神薬がたくさん売れます。日本では毎日約80人が自殺していますが、そのうちの約６、７割が向精神薬の服用者だといわれているほどです（日本自死遺族会のデータより）。

たしかに不眠や気分の落ち込みがうつ病の引き金になる可能性はありますが、薬がどういうものなのか、なぜ副作用があるのか、なぜ自殺に駆られてしまうのかを深く理解する必要があります。

「うつは心の風邪。早期発見、早期治療が肝心です。不眠や気分の落ち込みが２週間続いたら精神科医に診てもらいましょう」。これが危険な悪魔のささやきなのです。精神医学の前提は、「実は誰でも精神障害だが、みんなそれを自覚したり、受け入れようとしないだけ」というものです。

たとえば、内気だったり引っ込み思案で人前で上がる人、恥ずかしがり屋、はにかみ屋、赤面症の人は「社会不安障害（ＳＡＤ）」または「対人恐怖症」として薬が出されます。疑い深い人は「妄想性人格障害」、ホームシックにかかる人は「分離不安症」、それから勉強嫌いの子どもは「学習障害」。

異議を唱える人は「反抗性挑戦障害（ＯＤＥＤ）」というのですから、議論で異議を唱える人も精神障害となってしまいかねません。

交通渋滞でいら立つ人は「間欠性爆発性症候群（ＩＥＤ）」。買い物がしたくなって、その衝動が抑えられない人は「強迫性購買障害」などなど……。

前にも述べましたが、**いくらでも病名をつけられるのが、精神科です。**そして新しい病名がつけられて、薬がどんどん使われるという負の構図が繰り返されるのです。

うつ病の症状は内科的な病気ととてもよく似ている

うつ病は誰でもかかる可能性のある病気です。軽うつ症まで入れると、５人に４人はうつあるいは軽うつの経験があるといわれています。

なりやすい人というのは、前述したような真面目なタイプですが、最初は自分がうつ病とは思わずに内科を受診します。それというのも、うつ病の身体的な症状が、不眠、食欲不振、だるく疲れやすい、性欲減退、体が痛い、便秘か下痢になる、というものだからです。

それで内科で検査後、「特に身体的には異常はないようですね」といわれ、悩んだ結果、心療内科か精神科に診てもらうわけです。そこで「うつ病ですね。薬を飲めば落ち着きます」といわれ、「自分は精神障害らしい」と気づくのです。

それでも頭痛や肩こり、体の痛み、下痢や微熱などをともなうため、「やはり内科的な病気では？」などと、不安が増します。ひどいときには鉛を抱いたような疲労感に襲われたり、朝目覚めても体が重くて起き上がれなかったり、集中力の低下などの身体的症状があらわれるため、ますます心配になります。

このような身体症状を治療するためにさまざまな薬が投与されますが、それでもなかなか改善、回復しません。「うつは心の風邪」などという医者がいますが、そんな軽々しいものではないのです。風邪なら数日もあれば治りますが、うつは本来治りにくく、非常に慢性化しやすく、再発率の高い病気です。

必要なのは薬ではなく、脳への栄養

では、なぜ慢性化したり再発するのでしょうか。

それは、薬を飲むからです。繰り返しますが、薬は栄養学的には毒物で、劇物の範疇《はんちゅう》に入ります。薬で脳の神経組織を一時的に抑えたり麻痺《まひ》させたりすることはできますが、本来は毒物・劇物ですから、私たちの細胞はそれを素直に受け入れることができません。

薬を投与されると正常細胞は驚いて逃げ惑うのですが、それが副作用なのです（149ページ参照）。

薬に副作用はつきものですが、体にとって異物なのですから、拒否反応を起こして当然です。薬の攻撃力が強く激しいと、正常細胞は反発をあきらめ、薬のなすがままになります。それで静かになるため「薬が効いた、よかったね」と勘違いしているわけです。

しかし実際は、脳の細胞組織は薬によって傷つき、弱くなるのです。それでも私たちには免疫能力がありますから、毒物に少し慣れてきた免疫細胞が再び抵抗を始めます。それがまた別の副作用としてあらわれ、それに対する薬を投与される――。**一度薬を投与されると、繰り返されてしまうケースがあまりにも多くあります。**

医師は手軽に薬に頼った治療をしますが、患者さんにとっては薬漬けの人生が始まることになります。

薬によって一時的には症状を抑制できますが、病気を改善し、回復させることはできません。傷つき、やせ細った神経組織を癒し、傷を修復して回復するには、薬ではなく栄養分をとり入れる必要があるのです。

不眠だからと、睡眠薬を飲んではいけない

２０１３年8月24日に日本睡眠学会の理事長・伊藤寛さんが講演会で興味深い発言をされていました。

「厚労省はベンゾジアゼピン系睡眠薬を出しすぎだといっている。元医者である官僚がアメリカのデータを見て、こういうアホなことをいっているのだ」と。

厚労省はアメリカとのデータと比較して「たくさん出すな」といっているわけですから、ほんのちょっぴり努力はしているようです。

医師はよく、「不眠だと病気になるから寝なさい。眠れないなら睡眠薬を飲みなさい」「眠れない人はうつ病になりやすいというエビデンス（根拠）がある」といいます。

当クリニックでは、不眠を訴える人にはバナナをすすめています。それはバナナに精神を安定させ、睡眠によい影響を与えるトリプトファンが含まれているからです。また、トリプトファンやＧＡＢＡなど睡眠に効果があるサプリメントや、ずばり睡眠ホルモンといわれているサプリメントの「メラトニン」なども処方しています。

メラトニンはアメリカで認可されているサプリメントですが、日本では医療機関でしか取扱いができません。メラトニンは睡眠導入効果のほかに、若返り効果、発毛効果、強壮効果、免疫力増大、血圧調整、コレステロール抑制、パーキンソン病予防などにも有効とされています。

不眠が続くとうつになりやすいといわれるのは、睡眠不足によって翌日の勉強や仕事に影響するだろうと不安になり、過剰な精神的負担がかかるからです。さらにそれが続くと神経線維がやせ衰え、余計に神経質になって、うつ症状を招き、不眠に陥りやすくなります。そして、いったん睡眠導入剤を服用しますと、なかなかやめられなくなり、そのうえ、徐々に副作用に冒されることになります。

そこで当クリニックでは、**自然にある食べ物を上手に食べ、サプリメントで補うことで症状が改善する方法をとります。**ただ単に薬を大量に服用することは「百害あって一利なし」です。

薬の多量投与を改めない精神科医

２０１０年、「いのちを守る　心の健康対策に関連して」という勉強会がありました。国会議員とその秘書や関係者など40人近くの人が参加し、青少年の自殺防止、心の健康対策のために緊急提言を行っていました。

基調報告として、「市民の人権擁護の会日本支部」代表世話役の南孝次氏による、「なぜ自殺者が減らないのか？　心の健康対策の実情と課題」がありました。ついで「全国自死遺族連絡会」世話人の田中幸子氏による「１０００人を超える自死遺族への独自調査で浮かんできた問題点」という講演が行われました。田中氏のご子息は、精神科で向精神薬を出されて服用したことが引き金となって、自ら死を選んだそうです。

出席者のなかには、医師の向精神薬処方の過失が原因で妻が自殺してしまった方がいましたが、彼などは逆に「妻を薬で殺害したのではないか？」と警察からあらぬ疑いをかけられ、奥様の遺体は行政解剖までされてしまったそうです。

行政解剖の結果、胃や血中からは医師が処方していた複数の向精神薬の成分が検出され

各種向精神薬市場規模推移

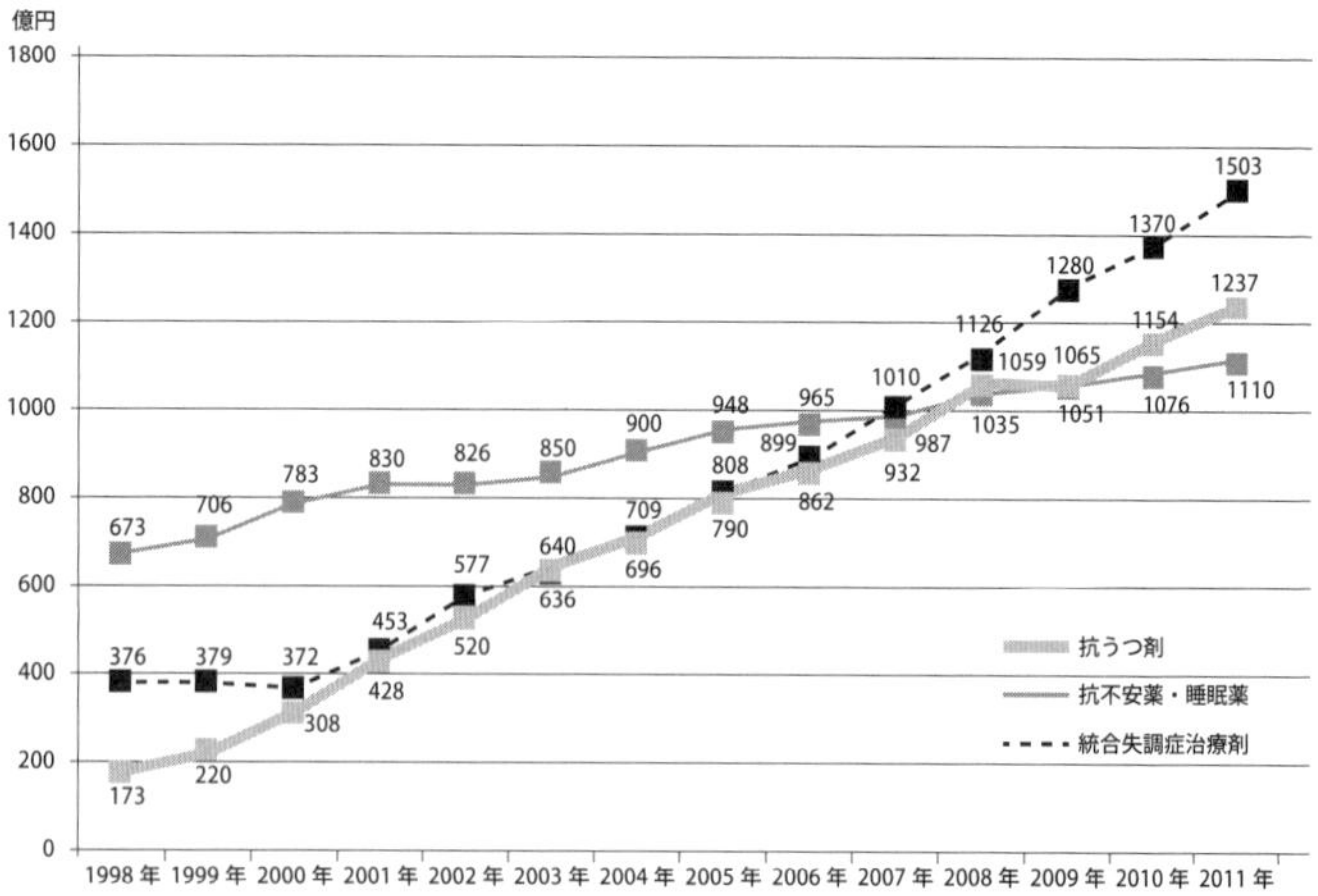

富士経済「医療用医薬品データブック」より

ました。しかもその結果、禁忌とされている「中枢神経抑制剤」まで投与されていたことがわかったのです。亡くなった奥様は11種類、33個もの錠剤を1日分として大量投与されていたといいます。

このような事件は、一般の方が気づかないだけで、実は多くあるのですが、精神科医が薬の過剰投与を改める気配は一向にありません。精神医療の分野は改善されるどころか、急成長の「産業」となっているのです。

向精神薬で「外に向かった」犯罪者

通り魔、親殺し、子殺しなどの残虐な殺人事件がしばしば報道されます。そしてときおり、事件を伝えるテレビキャスターが「容疑者は以前、精神科への通院歴があるということです」などというため、「ああ、精神病だったから、あんな事件を起こしたんだな」と思う人が多いでしょう。しかしそれは、非常に誤った認識なのです。

こうしたケースのほとんどは、**「精神病だから」犯罪に走ったのではなく、「向精神薬を飲んでいた」ことが事件を起こした一因**ということです。

先ほど紹介した南孝次氏は、精神医療における人権侵害の調査とともに、安易な薬物治療に警鐘を鳴らし続けている方ですが、「精神科や心療内科でカウンセリングや治療を受けた少年や大人たちは、治療前には起こしたこともないような凶悪犯罪を起こすようになっている」という調査結果（市民の人権擁護の会）を発表しています。

たとえば、福島で殺害した母親の頭部を持って警察に出頭した少年は精神科治療を受けていました。大阪の池田小学校で児童数人を殺害して死刑になった犯人も、十代のころからたびたび精神病院で治療を受けていました。

彼らはみな、治療のために医師から処方された向精神薬を服用していたのです。

実は抗うつ剤や安定剤などの向精神薬には、厚生労働省も認める危険な副作用がたくさんあるのです。「興奮」「錯乱」「幻覚」「せん妄」「誇大性」「敵意」「攻撃性」「自殺企図」

などの副作用があります。これはすべて向精神薬の副作用で、医薬品添付文書にもきちんと明記されています。これらの文字を見ると、まるで「覚せい剤」と同じ症状みたいですが、現実に、向精神薬は覚せい剤や麻薬などと同じ危険薬物として指定されていて、依存性や習慣性のあることがわかっています。

世間を騒がせた犯罪者たちのうち、向精神薬を服用していた人が「外に向かった」といっても過言ではありません。恐ろしいことに、向精神薬は精神科の医療機関から合法的に入手できるため、若者たちがインターネットで違法な売買をしているケースが増えています。これは断固許すべきことではありません。

覚せい剤を多用すれば異常行動が見られますが、それと似た作用を起こす向精神薬が、危険な副作用があると知りながら合法的に病院で処方されているのです。

向精神薬で「内（自分）に向かう」と自殺企図《きと》になる

そのほとんどが毒物や劇物に指定されている薬を大量に摂取すればどうなるかは、誰にでも想像できるでしょう。

吐き気が止まらない、不整脈が出る、麻酔が効かなくなる、薬が効かなくなるといった症状が代表的なものですが、何よりも内臓全体に大きなダメージを与えてしまうため、ときには死に至るケースもあります。

このことを「オーバードーズ」といいます。薬物過剰摂取のことで、薬や麻薬を大量に、集中的に摂取したときにあらわれる深刻な症状のことです。ビタミン剤などを大量に摂取すると、逆に健康を損なう場合がありますが、それもオーバードーズの一種です。

なかでも深刻なのが、**オーバードーズによる自殺者の増加**です。自殺したい人が意図的にオーバードーズをするケース（睡眠薬自殺など）もありますが、精神科医の指導のもとに向精神薬を服用し続けた結果、自殺してしまうケースもあるのです。

以前、小学5年生の男の子が、始業式の翌日に学校で首を吊って自殺したという事件がありました。その学校の校長によると、その男の子は友だちとトラブルを起こしやすい性格だったため、1年ほど前から精神安定剤を服用していたということです。

友だちとトラブルを起こしやすいというのは、ＡＤＨＤ（注意欠陥多動性障害）や、行動過剰症の可能性があり、精神安定剤を服用することによって、多少静かにはなりますが、うつに陥るケースもあります。

いじめによるストレスが溜り、神経組織がやせ衰え、本来の情報伝達に行き詰まると、自殺に追い込まれることもあると思います。軽いうつだけでは自殺に至らないのですが、オーバードースが引き金になるケースはあります。

「なぜあの人が」「自殺する理由が見つからない」という言葉をよく聞きますが、それがオーバードーズ、つまり薬物の過剰摂取による副作用で「死にたくなった」のなら、いくら遺品を調べても自殺の理由は見つからないでしょう。

このように、向精神薬に、誰でもいいから傷つけたくなる衝動や、逆に自分自身を傷つけたくなる自殺衝動を高める副作用があることは、厚生労働省も認めているのです。

前出の南氏は、この向精神薬、特に抗うつ剤による自殺の副作用について厚生労働省に調査を依頼し、その十数年後の2006年にようやく、同省によって自殺や突然死、心臓麻痺などの副作用があることが公表されました。それで、医薬品添付書の改訂指示が出されました。しかし、それでも多くの国民が向精神薬の危険な副作用について知らないのが現状でしょう。それればかりか、国立病院の精神科医すらこの副作用について詳しく把握していないようです。

精神科医ほど儲かる商売はない

日本では、小児科医や産婦人科医が激減している一方で、精神科医は激増し、精神科や心療内科のクリニックがたくさんできています。

精神科のクリニックは約１０００万円あれば開業できますし、１、２年で回収できます。内科や外科のように高額な治療器やレントゲン写真を撮る機械などへの設備投資もいりませんし、科学的根拠がなくても医師の主観や先述した「ＤＳＭ」に沿って診断し、向精神薬を処方すればいいのですから、簡単なわけです。

しかも、精神科医は、内科医に比べて初診料などの保険点数（診療報酬点数のことで、医療行為の値段。実施された医療サービスにはあらかじめ保険点数が定められており、１点につき10円で計算されている）が３倍も高いのですから、こんなに儲かる商売はありません。

厚生労働省が行っている「患者調査」によると、１９９６年に約43万人だったうつ病の総患者数が、２００８年には約１０４万人に増えています。なんと２倍超です！　それに

気分障害患者数の推移

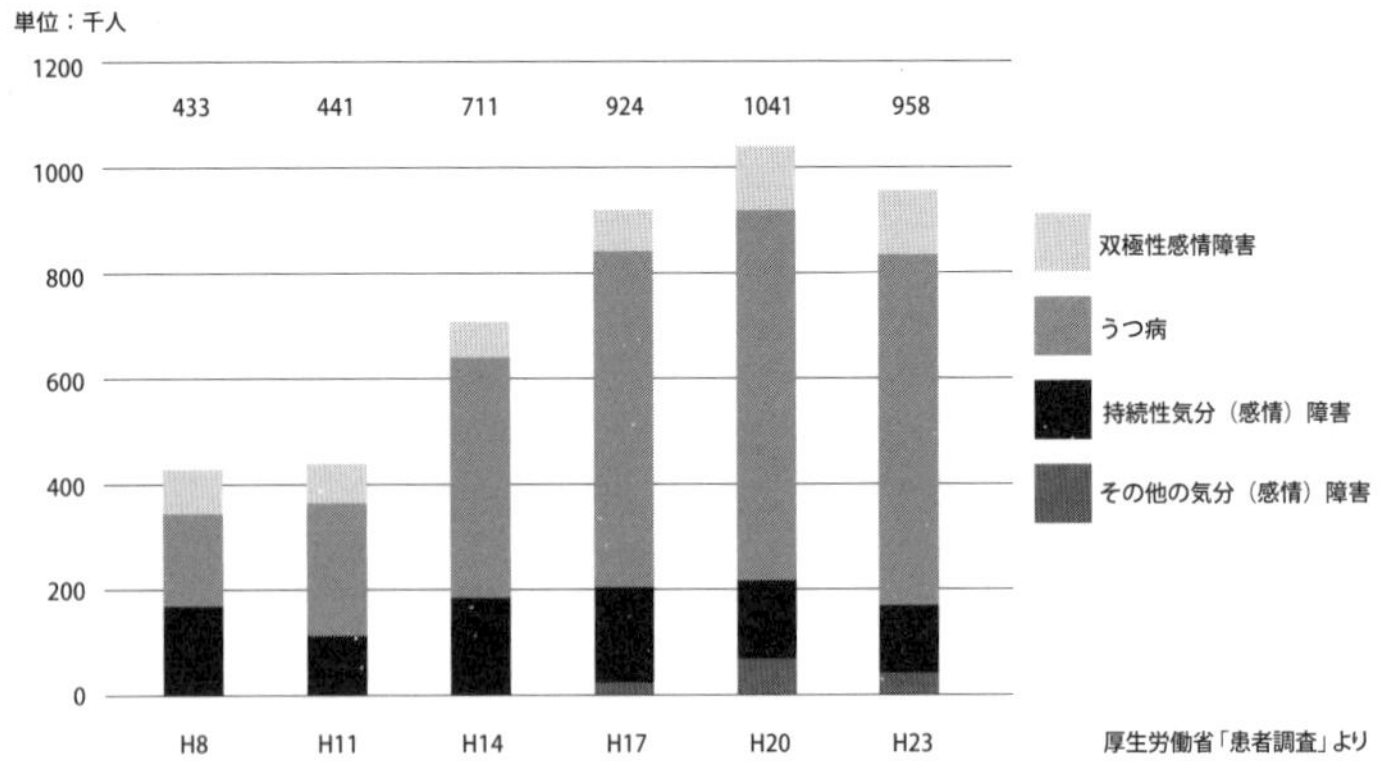

厚生労働省「患者調査」より

ともない、抗うつ剤の市場規模も１９９８年の約１７３億円が２０１１年には約１２３７億円まで跳ね上がっているのです。

薬を処方する医師が多剤投与に対する意識を変革する必要があるのですが、こんなに儲かる商売なので、なかなかそうはいかないのが現状です。

日本の保険制度が薬に頼る人を増やしている

日本の多くの医師が「精神疾患には、薬物療法以外に有効な治療法を知らない」という現実が、薬が増える原因のひとつです。

精神科医にもうつ病や不眠症になる人が多いのですが、彼らも睡眠薬や抗うつ薬を飲んでいます。薬以外に治療法を知らないので当然自分も服用するわけですが、対症療法だけですから、ますます自分も悪化するわけです。

余談ですが、競争の激しい製薬業界の社員たちにもうつ病を発症する人はけっこういます。私の知る限りでは、彼らはほとんど向精神薬を飲みません。精神科以外の薬を飲んで治療しています。**自分たちの扱っている薬の怖さを、自分たちが一番よくわかっているから**でしょう。

話を薬の増加に戻しますが、その大きな原因として、日本の保険診療があげられます。現在、医療費は３割負担、人によっては１割負担（精神科の自立支援制度で申請すればほとんどと許可されます）ですが、この保険がなければ、薬の値段は高いのです。本当は２万円くらいでも、１割だと１カ月２０００円と比較的安価ですから、薬をもらいやすいといえるのではないでしょうか。

つまり、向精神薬の多剤大量投与は、日本の保険制度があるからだといえるかもしれません。アメリカでは民間の保険に加入するのが基本であるため薬代が高く、日本ほど大量の薬を患者さんが毎月買うことはできません。結果として、購入できるのは日本に比べて非常に少ない薬ですが、投薬量が少ないからこそ、日本よりは症状が改善しているようです。

日本における保険制度は、患者さんが支払う治療費や薬代を比較的安くするしくみになっており、一人ひとりが「また病院に行ってもいいや」と気軽に思い、「自分で治そう」という意識を低くしている一面があります。これがもし窓口でひと月に2万円、3万円も支払わなければならなくなったら、体にいい食べ物をとるよう気をつけたり、適度な運動を始めるなど、自分で治そうという意識が高まると思います。

短い時間でたくさんの患者さんを診たほうが儲かる

「薬を出せば儲かる」という病院の体制は大問題です。これは病院のどの科にも当てはまることなのですが、特に精神科に関しては、医療費がここ数年で急激に膨らんでいます。

これは、1990年代後半から精神医療の現場でさまざまな不祥事が摘発されたことに端を発しています。精神医療への偏見をなくすため、病院側は製薬会社から莫大な資金援助を受けて「患者の偏見をなくそうキャンペーン」を展開しました。

これにともない、欧米の製薬業界のトップが次々に来日し、厚生労働省に薬価基準の改正などを含めた医療制度改革を見直させ、薬の利益を確保したのです。

2002年には、世界精神医学大会が日本で開催され、海外市場で問題視されていた精神薬を日本市場に投入するため、さまざまなキャンペーンが張られました。

その結果、現在のように多くの人が精神科や心療内科に気軽に足を運ぶようになり、「5分ほどの問診での向精神薬の処方」となったのです。

診察が短いのは、そのほうが儲かるからです。精神科の医療報酬では、外来の「通院精神療法」が主な報酬源になっています。30分以上で400点、30分未満では330点（1点10円）と決められていますから、なるべく短い時間でたくさんの患者さんを診たほうが儲かり、**当クリニックのように1人の患者さんに30分〜3時間もかけるところは儲からないということになります。**

よくて15分、普通は3分、最低の場合30秒

当クリニックは、短くても1時間に2人です。初診の患者さんは2時間もかけ、ドクターの診療が30分、そのあとカウンセラーが栄養療法等を指導するというしくみです。とくに食生活については、毎日甘いもの食べていませんか、ジュースを飲みすぎていませんか、

パンと牛乳はどうですかなど、こまかく聞いていきます。

ほかの医療機関では、多いときに1時間で10人、少ないときでも5人くらいというところまであります。こういう診療時間が短いケースでは、患者さんに聞くことも、最低限「薬は何錠飲みましたか？　副作用はありましたか？」などでおしまい。よくて15分、普通は3分、最低の場合30秒のケースさえあります。

暴露ついでにいうと、産業医や企業内の保健師の紹介で受診する患者さんの場合、会社の上司と面談しますが、10分で５０００円が相場です（10分1万円というところも知っています）。10分経ったらノックされて次の患者さんが入ってくるわけですが、10分で患者さんが復職するときに必要なスキルなどを話し合うことなどできません。

特に精神科の医師は、患者さんの話をじっくり聞かなければいけないのですが、拝金主義の病院経営者の方針などで、治療内容よりもいかに早く患者さんを回すかが主目標になります。

短時間に患者さんを診て薬を出すだけでお金が入ってくるのですから、こんなにおいしい商売はないでしょう。薬を出さない医者が少ないのは、こうした理由からです。

実際にあった恐ろしいケース

このように、精神医療の世界は、一般医療の世界より「儲けやすい」世界なのです。さらに、法務省、警察、保健所、福祉事務所などと連携して、普通の一般市民を「隔離拘束が必要な要注意人物」と診断し、閉鎖病棟に閉じ込めるという恐ろしいケースが起こることもあります。

仕事が非常に忙しく、毎日深夜まで残業していたOLの例を紹介しましょう。

ある日、このOLが深夜2時まで残業していたため終電を逃し、徒歩で帰宅中、疲れてしまい、たまたま見つけた公園でひと休みしたのだそうです。ついうとうとして目を覚ますと、目の前には1台のパトカーがいます。彼女がいったいどうしたのだろうと思うまもなく、いくつか職務質問をされたのち、パトカーに乗せられて着いたところが保健所でした。

そこでもいくつか質問を受けたものの、くたくたなうえに急な展開で自分の身に起き

ているこ とが理解できずにいる彼女は、ほとんど何も答えられませんでした。
するとすぐに車が来て、そのまま国立病院の精神科へ強制入院、閉鎖病棟へ隔離拘束されたといいます。家族との面会も許されず、数週間の入院を強いられた結果、退院したときは薬漬けの状態でした……。

現実に、このような信じられない話があるのです。夫婦喧嘩の最中や、友だちとの口論の果てに強制入院させられたケースもあります。

それもまた利益を上げるためなのです。強制入院は、「犯罪防止のため」という大義名分で行われていますが、実際、自ら進んで入院を希望する「任意入院」の患者の1カ月の入院費が30万円なのに対し、警察の通報などによって運び込まれる「強制入院」は90万円と、3倍もの差があるのです。おまけに、患者を隔離拘束したり、向精神薬を大量に与えておとなしくさせてしまえば、一般の病院のように治療や看護の手間も省けるため、より儲かるというわけです。

この事実を裏づけるように、精神医療の分野はここ数年で急成長を遂げています。抗うつ剤の市場は1996年~2011年の間に約7倍以上になりました。

この精神医療分野の急成長が社会保険の高騰の一因となり、精神医療は国民の税金と保険料をムダに、しかも有害に消費させているといっても過言ではありません。

こうした医療従事者たちにリッチな暮らしをさせるために薬を飲む必要はありません。1日も早く薬から逃れ、本書で紹介する**細胞（膜）栄養療法**などで自分の健康を守りましょう。

第２章

こんなにも怖い
薬のもたらす
負の作用

薬は症状を一時的に抑えている

おそらく、多くの人たちが、「体の悪いところは薬で治る」と信じていると思います。しかし、薬を飲んでいるために血圧や血糖値が安定しているのは、本当の意味での「健康」とはいえません。なぜなら、薬の服用をやめると、以前よりひどい症状に悩まされるケースがあるからです。

病院で処方される薬は、病気や体を治すというより、症状を一時的に和らげるものといっても過言ではありません。たとえば心臓の薬、ニトログリセリンは心臓を動かすだけですが副作用も多く、胃薬は飲めば飲むほど胃酸が出にくくなり、その結果消化不良を起こしやすくなることもあります。腎臓の薬は利尿作用の促進が主目的、アトピー性皮膚炎に使われるステロイド剤はかゆみを抑え、抗炎症作用、免疫作用、抗アレルギー作用等はありますが、血糖値や中性脂肪、コレステロール値を上げ、骨量を減らすなどの副作用もあります。

これらは、**症状を一時的に抑えているのであって、病気を治しているわけではありませ**

ん。しかし、薬でとりあえずつらい症状が治まるため、**「治った」「薬が効いた」と錯覚してしまう**のです。

私たちの体と細胞は、食べているものでつくられています。そんなところに薬や添加物という異物が入れば、体内環境は著しく冒されてしまいます。のちほど詳しく述べますが、同時に３種類以上の薬を服用し続けることで起こるＤＤＩ（薬物相互作用）という危険な副作用についてよく理解していない医師もいるのです。

心の病は化学物質では治らない

これはすべての病気についていえることですが、特に精神疾患、つまり心の病気は、そもそも化学物質、つまり薬で治療できるものではありません。

しかし、「精神疾患は脳内の伝達物質の異常、または障害である」と教え込まれた医師は、それらを薬で補えばよい、と考えているのです。

脳内で感情の情報をまとめるという重要な役割をしている物質がセロトニンです。「セロトニンが不足するとうつ状態になるのだから、薬で補充すれば改善できる」という考えからつくられた薬が「ＳＳＲＩ」（選択的セロトニン再取り込み阻害薬）です。

実はセロトニンは、分泌量が多すぎると攻撃的になったり、食欲や睡眠に異常をきたしてしまうのです。その結果、このＳＳＲＩを連用した患者さんの多くが、睡眠障害や食欲異常になり、さらには他人を傷つけ、自分をも傷つけるなどの行為に走ってしまうという事例が報告されています。

薬はウイルスなどの菌を殺して退治することはできますが、病気を治してはくれません。熱を下げたり、痛みを和らげたりすることは得意です。しかしそれはいまあらわれている症状を軽くするだけで、病気を根本的に治してくれるわけではないのです。

このことは、現場の医師が一番よくわかっているはずなのですが、それでも薬に過剰に頼るのは残念でなりません。

薬を抜けば抜くほど快方に向かう

しかし、悪いのは医師だけではありません。患者さんサイドにも問題はあります。病院に行って診察を受けたあと、医者が薬を出さないと不満に思ったり、不安になってしまうのではないでしょうか。また、薬を飲んで痛みが治まり熱が下がると「病気が治った！薬のおかげだ」と安心し、薬を処方した医師に感謝することでしょう。

でも、ほとんどの医師は対症療法として薬を与えたにすぎず、むしろ薬を使わずに病気を根治させる方法を考えられる医師こそが本当の名医なのです。

ちなみに**当クリニックは薬の投与は原則的には行わず、細胞（膜）栄養療法と食生活の指導を中心に、うつ病や統合失調などの多くの患者さんを治してきました。**

その結果、ほかの病院で出された薬から離脱すればするほど、患者さんたちは快方に向かっていくのですが、この事実を理解してくれる精神科医はあまりいません。それどころか保健所から、「薬を使わないで病気を治しているなど、考えられない」と責められたこともあります。

当クリニックは貧乏です。なぜなら、診療は初診料または再診料のみの請求になりますから、利益はほとんどなく、開院してから毎月赤字で、２０１４年にようやくトントンになったくらいです。薬を出さないからそうなるのですが、精神病に限らず多くの病気で薬をやめ、適切な栄養素を摂取し、食生活の乱れを直していけば、時間はかかりますが、確実に治癒していきます。

「薬が効いた」というのは勘違い

薬を飲めば飲むほど健康を損ね、突然やめれば以前より症状が悪化し、ときには人格を破壊して殺人や自殺まで引き起こしてしまう――。

なぜそうなってしまうのかといえば、私たちの体内で、細胞と薬との大戦争が勃発しているからです。その被害は想像以上です。

薬は毒物で劇物だということは繰り返し述べましたが、食べ物からつくられている私たちの体の健常細胞や免疫細胞は、体内に入った化学物質である薬を異物とみなして排除しようとします。異物の化学的成分が強いとそれらの細胞は麻痺させられ、戦意喪失か逃亡、もしくは一方的にねじふせられてしまうのです。

「でも、現実に薬を飲むと症状が緩和《かんわ》したり治ったりする」と思う人がおりますが、「薬が効いた」というのは一時的な錯覚である場合が少なくありません。

たとえば、熱が高くて苦しいときには解熱剤、激しい痛みのときには鎮痛剤、かゆいときにはステロイド、高血圧なら降圧剤、高血糖ならインスリン、便秘には便秘薬、不眠なら睡眠導入剤といったように、これらの薬を服用すると症状が軽減、治癒したかのように思うでしょう。

これらは西洋医学でいう「対症療法」にすぎません。そのときにあらわれた症状を、とりあえず緩和もしくは抑制しているだけ、つまり表面だけとりつくろって、病気の根本原因はそのままなのです。

副作用が出るというのは、「体の中に異物が入ってきた」というサインで、健常細胞が拒否反応を示しているわけです。

健常細胞が正常に機能している状態を「健康」というのですが、異物の侵入によって健常細胞は傷つき、呼吸困難に陥り、いくつかの細胞は壊死《えし》してしまいます。そのような細胞が増えると体力が落ち、回復するのに時間がかかります。それにもかかわらず薬を使い続けると、症状が悪化したり、ほかの疾病を誘引する原因になります。

細胞が減少したり壊死すると、寿命も短くなるのです。そんな状態では、体質改善も病気の根治もできるわけがありません。ですから、「薬に頼れば病気が治る」というのは、大きな錯覚なのです。

薬が脳のはたらきを阻害する

薬が私たちの体にどう作用するのか、さらに詳しく見てみましょう。

体内に薬が入ると、その成分はまず血液中に摂り込まれます。血液は、生体活動に不可欠な栄養分やホルモンを体の各部分に運び、その代わりに老廃物を持ち去ります。また、細胞内部の水分・塩分・カルシウム・リンなどを保つために必要なものを補給します。

そんな大事な血液の中に、食べ物以外の異物である化学物質が溶け込んでしまったらどうなるでしょう。細胞の一つひとつは真面目に機能し、呼吸し、食事し、排泄し、休息しています。その細胞が血液を通じて化学物質のような異物を摂り込んでしまうと、代謝機能が低下してしまいます。

ストレスを受け、傷ついた細胞は息も絶え絶えになり、不健康な状態のまま再生もできないため細胞数は減少してしまいます。

脳には全身の5分の1という大量の血液が流れており、わずかなことで血液が停止しないよう、脳に行く血管にはさまざまな工夫がなされています。

そのなかのひとつに**「血液脳関門」**という箇所がありますが、これは脳に害をもたらす物質が簡単に入り込めないようになっているバリアのようなものです。このバリアを透過できるのは、「低分子で脂溶性、しかも電荷のないもの」のみです。

しかし、この特性をクリアしている薬は多く、血液を通じて脳内に入り込んでしまいます。薬以外には、環境公害物質となっているＰＣＢやダイオキシン、アルコール、ニコチン、カフェイン、覚せい剤なども透過してしまいます。

脳に運ばれた血液は、本来さまざまなホルモンの分泌を促進してバランスを整え、正常な脳神経細胞の形成に役立ち、そのはたらきを助けています。

人間の体には、頭の先からつま先まで、まるでクモの巣のように神経組織が張り巡らされていて、これらすべてに指令を下すのが脳の役割です。ですから、脳内の神経細胞が健康であればその指令も正しく発信されることになります。

健康な神経組織の場合、Ａを情報の発信基地とすると、Ａから発進された情報はスムーズに基地Ｂへ伝達され、さらに基地Ｃへと伝達されるので問題はありません。というより、情報伝達の過程で苦痛や気に入らない情報が数多くあったとしても、それはそれとしてなんとか処理しながら目的地までたどり着きます。

ところが、血液を通じて脳内に薬のような化学物質が入り込んでしまうと、神経細胞は汚染し、傷つき、神経組織はやせ衰えてしまいます。

このように不健康になった神経組織は、基地Aから発信された情報を基地Bまで伝えられなくなったり、仮になんとか基地Bまでたどり着いても、そこから基地Cに行くまで情報が乱れ、脳内組織の情報が混乱していつまでも前に進むことができず、停滞してしまいます。

必要な場所に必要な情報が流れなくなったら、体のあちこちで渋滞や事故が起こります。するとホルモンのバランスが崩れ、それによって代謝機能が低下し、あらゆる面で体調に悪影響が出てきます。

このように、**薬は細胞や神経組織を痛めつけ、重大なストレスを与える一因**となるものなのです。

薬は老化を促進させる

薬は、結果的に老化を促進させてしまうものでもあります。

老化現象をわかりやすく説明しましょう。たとえば、５つの細胞が集まってピンとした張りを保っていたとしますが、歳をとるにつれて、その細胞がひとつ減り、２つ減りしていき、５つでつくっていた張りを３つか４つの細胞で保っていかなければならなくなります。それがシワです。

残された細胞たちは、なんとか張りを保とうとがんばってくれるのですが、どうしても隙間ができてしまいます。そこに入り込んでくる脂肪が「中性脂肪」で、メタボの原因となるものです。

女性の悩みであるシミは、細胞数が減少し、さらに壊死した細胞がその場所に居座っている状態のものです。本来なら、死んだ細胞は垢《あか》となって排出されますが、皮膚細胞の再生サイクルが正しく行われないと、シミになってしまいます。

つまり、**メタボやもの忘れも、シワ、シミも、すべて細胞の健康が鍵を握っている**わけです。常に細胞が活性化していれば、細胞の死滅を最小限に抑えることができるだけではなく、再生も可能です。しかし、細胞にダメージを与えてしまう薬を服用していると、それは不可能になってしまいます。その結果、体の老化が早まってしまうのです。

そうするとホルモンのバランスも崩れていき、つらい更年期症状が早い年齢で始まったり、長期間悩まされたりすることにもなります。

薬はあくまで対症療法。これは市販薬も同じです。たとえば、朝の会議までに熱を下げなければならないなど、緊急を要するときに数回服用するくらいならいいですが、長期にわたって服用するものではありません。あくまで「緊急避難」と考えましょう。

数種類の薬の飲み合わせが症状を重くする

本書でこれまでたびたび出てきた「ＤＤＩ（薬物相互作用）」という言葉は、「Drug-Drug Interactions」の略です。同時に3種類以上の薬を服用すると、単独で用いた場合と比べて作用が低下したり、逆に増強したり、新たな副作用を引き起こしたりしますが、それが「ＤＤＩ」です。

なぜそうなるのでしょう？　その理由は次の2つが考えられます。
①　服用した薬は、食道↓胃↓小腸へと移動しながら消化され、主に十二指腸から小腸で吸収される。しかし、ある種の薬を一緒に服用すると吸収されにくくなったり、逆に吸収されやすくなったりします。吸収が悪ければ効果があらわれず、よすぎると副作用

が出たり中毒を起こしてしまうのです。

② 血液を通して必要な場所に届いた薬は、そこで効き目を発揮しますが、役目が終わった薬は肝臓に運ばれ、薬物代謝酵素によって分解され、効果がなくなります。薬によってはこの酵素のはたらきを強めたり、逆に弱めたりします。また、同じ酵素で分解される薬を一緒に服用すると、互いに競い合って代謝が遅くなる場合もあるのです。代謝が早まればすぐに効き目がなくなるし、遅くなればいつまでも効果が続いた状態になってしまうのです。

食べ物に「食べ合わせ」があるように、**薬にも「飲み合わせ」があります**。薬の種類は多く、薬物相互依存の組み合わせは無数にあるため、未知のものが多いのが現状です。

最近では、薬同士だけではなく、「薬と食べ物」とのあいだでも薬物相互作用が起こることもわかってきました。たとえば、高血圧や狭心症の治療に使われるカルシウム拮抗《きっこう》薬をグレープフルーツジュースで飲むと、血液中の薬の量が多くなって効きすぎ、頭痛、ふらつきなどの副作用が出ることが報告されています。

しかし何より怖いのは、このＤＤＩについての知識や認識のない医師が多いことです。これからは医者まかせにせず、患者側もこのような知識を身につけておくことが必要です。

向精神薬の副作用

心療内科や精神科で診察してもらうと、たくさんの薬を処方されます。その処方箋をもって調剤薬局に行くわけです。

薬を受け取るときには、「薬の名前／錠剤の写真／朝・昼・夕などいつ服用するかの指示／薬のはたらき／注意事項／相互作用／副作用」が書かれた用紙がついています。薬の名前と写真、服用時間と服用量を確認する患者さんはまだいいほうで、ほとんどの人が渡された薬をそのままカバンに入れているようです。注意事項と相互作用、副作用などはしっかり確認することをおすすめします。

この注意書きには「眠気やめまい等があらわれることがありますので、車の運転や危険をともなう作業は避けてください」とか、「妊婦または妊娠の可能性のある婦人、授乳中の婦人は医師か薬剤師に相談してください」などとあります。でも、「薬の種類や飲み合わせによっては、自殺念慮や自殺企図、幻覚やせん妄、錯乱、体重増加、異常な言動、不安や落ち込み、その他の副作用がありますからご注意ください」とは書いてありません。

もし、これらの副作用を初めから知っていたら、いったい何人の人がその薬を服用するでしょうか。不安や落ち込み、幻覚や幻聴、自殺への衝動などといった副作用を求めて向精神薬を服用する患者さんなど、いるはずがありません。

もしも最初から医師なり薬剤師から言葉でその旨を伝えられていたら、躊躇《ちゅうちょ》するはずです。しかし、現実には患者さんは頭から医師を信じているため、疑ってかかる人は少ないでしょう。

何カ月も何年も向精神薬を服用し続けているのに、改善も回復もしない。それどころか自身の症状がさらに進行、もしくは悪化したのではないかと思って医師にそのことを話すと、今度はその症状を抑えるための別の薬剤を処方されてしまう――。このようにして症状は悪化の一途をたどり、更に薬を飲み続けなければならなくなるケースが多いのです。

向精神薬の有効性については、ほんの数文字で「不眠症」「うつ症」「統合失調症」などと書かれていますが、副作用について実際にインターネットで検索してみると、１～２ページにわたって書かれているサイトもあります。

不眠のために軽い気持ちで服用した睡眠剤も、「最初から多くの恐ろしい副作用があることがわかっていれば飲まなかった」という患者さんは多いのです。

軽い気持ちで服用を始めた薬で依存症に

向精神薬は、麻薬や覚せい剤と同じような化学構造式をもっており、**依存性や中毒性が非常に高い**ものです。それらを飲み始めたらどうなるでしょう？　麻薬中毒者や覚せい剤中毒者のように依存症になってしまうことは簡単に想像できます。

本当はそうではないにもかかわらず、ＡＤＨＤ（注意欠陥多動性障害）やＬＤ（学習障害）、自閉症と診断されてしまった子どもたちが、安易に向精神薬を処方されていますが、その際に依存症に陥る危険性があることを説明する医師はほとんどいません。

そのため、軽い気持ちで服用を始めた薬に依存した人生を送らなければならなくなってしまう子どもたちが非常に増えています。

子どもばかりではありません。最近は、社会人のうつ病患者や統合失調症患者が増えていますが、そういう人たちのほとんどは、初めはごく軽い薬を処方されます。しかし、服用し続けるうちに耐性がつくため効かなくなり、さらに効き目の強い薬を処方されるようになってしまいます。

これと近い例でわかりやすいのが、タバコやお酒などの嗜好品でしょう。吸うにつれ、飲むにつれ、だんだん量が多くなり摂取量が増えていきます。人間の細胞は慣れると麻痺するため、より強い刺激を与えないと反応しない、満足しない状態になってしまうのです。

こうして、より強い薬に慣らされていってしまうと、患者さんの方が「薬がないと落ち着かない」「薬をやめると治らない」という考えに陥ってしまいます。そういう患者さんが再診からは薬の効き目しか尋ねないような精神科医にかかっていると、薬物依存にされてしまう恐れがないとはいえません。

死を招く薬物依存の恐ろしさ

薬物依存になると、特に向精神薬の場合、食欲や性欲などによる自発的な活動すらおっくうになり、最悪の場合は薬だけボリボリ食べながら、究極の副作用ともいえる心臓発作や肺水腫をこじらせて呼吸不全に陥り、死んでしまうこともあります。

亡くなる間際の薬物依存症患者は、みんな骨が透けて見えるくらいにやせこけ、目の下に濃いクマをつくっています。しかし、医師の助けを求める気力もなく、「もっと薬をくれ」

と懇願するのです。この言動は、まるで覚せい剤中毒者のそれと同じではないでしょうか。

一度薬物依存になってしまうと、薬からの離脱は至難の業《わざ》です。当クリニックにも、向精神薬によって依存的になってしまった患者さんがたくさんいらっしゃいます。

そのような患者さんは、少しずつ減薬していきながら、同時に体内に蓄積された薬物を体外へ排出していくデトックスの役割をする栄養素（第5章で詳述するK・リゾレシチンやマルチミネラル等）を与えつつ治療しています。しかし、このような治療を行っている医師は少ないのです。

たとえば、2007年に中枢神経興奮剤のリタリンの適応症からうつ病がはずされましたが（現在の適応症は睡眠障害のナルコレプシーのみ）、それまでこの薬に依存していた患者さんたちはいきなりその服用を絶たれたため、覚せい剤中毒者の禁断症状にも似た苦しみを味わうことになってしまいました。

このような状況にまったく配慮しない精神医療の現実には、憤りを感じるばかりです。かつて軽いうつ病患者にリタリンを処方し続けている医師もいて、なかには「合法覚せい剤・リタリンをすぐ出してくれる病院」としてネットの提示版などで若者たちの話題になっていたクリニックもありました。

そういう病院などで入手したリタリンを繁華街やネットで売りさばく人間も出現し、一時は多くの摘発者を出したこともあります。

薬の投与——子どもたちが危ない！

私たちが研修医だったころの精神科医は、「子どもにはできる限り薬を投与しないように」と指導していました。ところが2005年に施行された「発達障害者支援法」により、それまで心の病とは無縁だった多くの子どもたちが、ADHD（注意欠陥多動性障害）やLD（学習障害）、自閉症だと診断されるようになってしまったのです。

その診断基準の一例をあげると、「言葉につまったりする」「走り回ったり、高いところに登ったりする」「自分だけの知識世界がある」「ほかの子どもたちからいじめられることがある」——いかがでしょう？　自分の子ども時代を思い出しても、これに該当しない友だちを探すほうが難しいくらいではないでしょうか。

しかし現実にこの項目に当てはまると、学校から精神科に行くようにすすめられてしまうのです。

２０００年代の後半くらいから、世間の論調が「子どもにもうつやパニック障害といった精神疾患がある」というふうに変わってきました。そして向精神薬を使ってもいいという医師が増え、子どもへの薬の投与を躊躇しない医師が多くなってきました。

それでも家族は基本的には「子どもに精神科の薬なんて……」といやがりますが、薬を投与しないと暴れたり、物を投げるなど家庭で手がつけられない子どもが増えてきました。そのため「少しぐらいだったらいいだろう」ということで、向精神薬を子どもに飲ませています。

その結果、常に眠くなって学校の成績が伸びなくなる、女子の場合は月経が乱れるなどの副作用が起こります。当クリニックでは減薬しつつ、同時に必要なサプリメントを与え、神経細胞の傷を癒すという治療法をとっています。

向精神薬で増加する子どもの自殺や事件

アメリカの「市民の人権擁護の会」によると、アメリカには向精神薬を服用している子どもたちが４００万人以上もおり、約１５０万人が自殺に追い込まれる可能性のある抗うつ剤を服用しているそうです。そのため、多くの死亡事故や暴力事件が引き起こされ、ようやく向精神薬を見直す運動が盛んになってきました。

その結果、銃乱射事件の原因のひとつとされる抗うつ剤が販売停止となり、向精神薬の投与を禁止する法律も次々と制定されるようになりました。

しかし、アメリカで売れなくなったしわ寄せが、いま、日本にきているのです。向精神薬の販売市場はアメリカから日本へと移行し、危険な向精神薬が子どもたちに投与されています。

子どもたちを犯罪の加害者にしないためにも、自殺させないためにも、こういった薬の乱用を絶たなければならないと私は考えています。

症例1 ADHD（注意欠陥多動性障害）の女児（6歳）のケース

【来院前】

小学校に入学したばかりですぐ登校拒否に。それでもムリヤリ登校させているうちにノイローゼ状態となり、精神科の診察を受け、2種類の向精神薬を処方される。服用開始間もなく、あまりの副作用に苦しみ、薬をやめる。住まいが遠方だったため、当クリニックのカウンセリングを電話（要予約）とメールで受ける。

【服用していた薬】 ストラテラ、コンサータ

【当クリニックのアドバイス】

日常的な食事や、どんなおやつを食べているかなどを具体的に尋ねると、甘いものやジュースなど好きなものだけを食べていることがわかった。野菜も卵も食べないというので、バランスのとれたメニューにすることを提案。

同時に、いままで女児に対して親は注意することが多かったがそれをやめ、登校などができたときはほめてあげる、スキンシップをするなどで精神的な安定感を与える

ようにする。さらにK・リゾレシチン（詳しくは第5章）などサプリメントをとることで偏食が収まるので、摂取をすすめる。

【当クリニックの食事・細胞（膜）栄養療法】

　サプリメントをとり始めると、いままで食べられなかった野菜サラダや卵かけごはんなどが食べられるようになった。ジュースや甘いものを排除し、和食中心のメニューに切り替える。児童だったため、野菜炒めやトマトときゅうりのサラダなど、食べられるメニューにするように指導。毛髪検査（郵送してもらった）により、足りない栄養素をサプリメントでとることにする。

【当クリニックが処方したサプリメント】K・リゾレシチン（2包を1日3回）、糖鎖（朝1包、夜1包）、マルチビタミン・ミネラル（朝1粒、夜1粒）、GABA、トリプトファン、ペプチド

【その後の経過】

　サプリメントのK・リゾレシチンの摂取を開始（1日1個）すると、食べ始めたとたんにキレることがなくなる。それでも登校しようとはせず、集中力もなく、わがまま放題の状態が続く。

K・リゾレシチンを始めてから2週間経過すると、目つき、顔つきが別人のようになり、食事もおいしそうにたくさん食べるようになった。たまにキレることはあるものの、以前のようにむちゃくちゃに暴れることはなくなったという報告を母親から受ける。

3週間後には元気で登校するようになり、食事も好き嫌いなくなんでも食べるようになった。「書く字まできれいになった」と母親は喜んでいた。

大人であれば回復まで半年から1年かかるのだが、当クリニックにかかる前に薬をやめていたのと、子どもは回復が早いため1カ月しかかからなかった。

食品添加物には注意が必要

子どもたちに対する薬物投与と同じようなことが、実は日常的に行われています。それが食品添加物です。**スナック菓子やファストフードなどを毎日のように食べることで、薬物投与と同じような結果になってしまう**ケースがあります。

イギリスのサザンプトン総合病院のジョン・ワーナー博士は、２７７人の未就学児童を対象にした研究により、人工着色料や防腐剤などの食品添加物を含む食事を摂取すると、ＡＤＨＤ（注意欠陥多動性障害）が大幅に増加するという報告をしています。

また、アメリカで凶悪犯罪を犯した少年たちの多くが、冷凍ディナーやファストフード、ジャンクフードなどを大量に食べていたことも、毛髪検査によって明らかにされました（日本では、死刑になった連続幼女誘拐殺人事件の犯人が、毎日インスタントラーメンやスナック菓子を食べていたことは有名です）。

天然のものであれば腐って当然なのに、いつまで経っても腐らない――。このことひとつとっても「不自然」なものを、子どもたちは食べているといえます。

現代社会の食生活において、食品添加物を避けて通ることはたいへん難しいでしょう。しかし、なるべく質のよい食材を選ぶ努力をすることはできます。

子どもたちを薬害から守るのと同様、食品添加物にも注意が必要なのです。

ホルモンバランスが崩れやすい思春期に避けたい多剤併用

ホルモンが活発になる思春期に薬を使うと、鎮痛剤のようなはたらきで女性の場合、月経の痛みが緩和《かんわ》します。しかし、多剤併用すると、場合によっては月経のリズム、ホルモンのリズムが不規則になるため、体が弱っていきます。副作用に対する抵抗力も乱れるでしょう。

また、精神科の薬は血糖値が上がり太る傾向があるため、それを気にして拒食症になったり、ダイエットを始めるのも思春期です。

薬のせいで脂質異常になったり、コレステロールの代謝もおかしくなってしまうので、それまでスリムでかわいらしかった女の子も、薬を飲んでいるうちに半年後には見違えるほど太ってしまうこともあります。思春期は特に見た目が気になる年齢ですから、太ったことがいやで、あるいは太ったことでいじめられて不登校になる子どもたちも少なくありません。

さらに、薬を飲むと副作用で眠くなりますから、眠気をとるためにコーヒーやお茶などを飲みます。そうすると全身のミネラルの代謝が異常になり、亜鉛不足を起こすようになります。それが味覚障害を引き起こし、たとえば出汁の味などがわからなくなってくるため、和食をまずいと感じるようになります。

そうなると、家で母親がつくるバランスのとれた食事より、味の濃いパスタやハンバーグ、焼き肉などを求めるようになります。濃い味を求める子どもは、手軽に手に入る香辛料の効いたスナック菓子や菓子パンばかり食べ始め、それで「太るから」といってますます家の食事を拒否するようになるという悪循環になります。

症例２　うつ病の女性（10代後半・高校生）のケース

【来院前】

彼女は幼いころからストレスを受けやすい子どもだったという。毎日たくさんの酒を飲み、タバコを吸う父親を快く思っていなかったため親しみがもてず、同居している父方の祖母に対しても同様の思いだった。動揺しやすい性格で、月経前にはイライラと不安に襲われ、ひどい生理痛に毎回耐えていた。

高校2年生のとき、とうとう電車に乗ることが怖くなり、不登校に。抱えているストレスを発散するためか、無意識に過食に走る。やがてテレビを観ることさえ面倒くさくなり、ついにはリストカットをしたため、病院で薬物療法を行うことになった。

薬物療法を始めてから、夜中の過食はなくなったものの、激しい頭痛、めまい、腹痛、気持ちの大きな浮き沈み、吐き気、臭いへの過剰反応、うつ、強烈な眠気などの副作用に苦しむ。また、祖母の独り言にも過剰に反応し、独り言が始まるとイライラして自分で抑えようとしても、どうしようもなく怒りがこみあげてくる。

【服用していた薬】デプロメール（50㎎）、デパケン（100㎎）、ワイパックス（0.5㎎）

【当クリニックのアドバイス】

彼女が当院で**細胞（膜）栄養療法**を始めた時点で、すでに不眠はなく、過食も収まっていたため、すぐに減薬をスタート（しかし睡眠時間帯は深夜3時～正午までと生活のリズムの崩れがあった）。

食事の改善＋サプリメント摂取をきちんと実践したうえで、まず服用していたデプロメールをやめる。その代わりにサプリメントを摂取したが、1週間後のカウンセリングでは、気分や体調に変化はなかった。

【当クリニックの食事・細胞（膜）栄養療法】

①甘いもの（チョコレート、クッキー）、白砂糖を控える。②洋食を和食にして、玄米だけではなく野菜や海藻、魚をおかずにする。

おやつなどでどうしても甘いものが食べたいときには、バナナやふかしたさつまいも、クルミなど無添加のナッツや小魚を食べるようにアドバイス（バナナには睡眠を促すトリプトファンが豊富なため不眠症にもよい）。

また、ジュースは糖分の多い１００％還元ジュースではなく、酵素の含まれているストレートジュースに切り替える。甘いものは砂糖ではなく、糖鎖の多いメープルシロップ（楓《かえで》の樹液を濃縮したもの）やオリゴ糖などに変えるようにする。

【当クリニックが処方したサプリメント】Ｋ・リゾレシチン、ビタミンＢ複合体、ナイアシンアミド、ＤＨＡ／ＥＰＡ、月見草オイル

【その後の経過】

さらに1週間ほど経つと、急激な体調の変化が見られるようになった。まず、頭痛とめまいが消え、テレビを観られるようになり、電車に乗れるようになった。家事を

手伝うこともできるようになり、自分でも調子がいいことに気づき、昼まで起きられなかったのに朝8時には起きられるようになった。

そこで、デパケンを抜き、さらにその10日後にワイパックスを抜く。

家族との会話ではまだイライラすることがときどきあるものの、確実にうつ症状は軽くなり、頭痛はほとんど起こらなくなっていた。

結局、わずか1カ月足らずで3種類の向精神薬とその副作用から解放された。精神症状が軽くなるのと同時に、頭痛と生理痛もほとんどなくなり、少しずづ机に向かえるようになった。

冬休み明けの登校日には学校へ行くことに。不安な気持ちで当日を迎えたものの、何度もためらいながらも教室に入ることができた。クラスメイトがみんなやさしく彼女を迎え入れてくれたため、友だちと一緒に過ごす楽しさを実感する。

それからもストレスを感じると腹痛を起こすことがあったが、そんなときはＤＶＤを観ながら踊っているうちに治ってしまうなど、ストレスと上手に付き合う方法を覚えた。

薬をやめてからは集中力がかなり増し、勉強が楽しくなったという。親の期待する大学ではなく、自分が夢をかなえるための大学への入学をめざし、現在勉強中。

思春期を迎えるころに軽いうつなどを発症するケースは、珍しくありません。第二次性徴期にはホルモンの分泌が大きく変わり、自律神経に影響を及ぼしやすくなるためです。症例の彼女は月経の際に激しい痛みをともなうことから、性ホルモンバランスを崩しやすい状態にあったことがわかります。

脳の視床下部《ししょうかぶ》は、女性ホルモンを分泌させる司令塔の役割がありますが、同時に自律神経や感情をもコントロールしています。そのため、卵巣の未発達や機能低下などにより、ホルモン分泌が正常にいかない場合、視床下部は混乱して自律神経や感情をうまく制御できなくなります。これは、思春期や更年期に精神疾患を発症する原因のひとつと考えられています。

この症例では、第４章で詳しく紹介するＫ・リゾレシチンと月見草オイルで、ホルモンの分泌をあるべきレベルに調整しつつ、食事療法とその他のサプリメントで精神を安定させていき、そのうえで服薬を少しずつ減らしていきました。

病院へ行って「うつだ」と訴えると、簡単に安定剤などを処方してもらえますが、安定剤ではうつの本来の原因を取り除いたことにはならず、彼女のように副作用に苦しむことになるかもしれません。その副作用を抑えるための投薬がさらに増えることにもなりうるのです。

幸い、彼女は3種類の薬を短期間服用しただけで「薬は治らない」と判断し、**細胞（膜）栄養療法**に切り替えた結果、1カ月で薬から解放されました。しかし、薬の服用が長期にわたったり、種類が増えるほど、回復には時間がかかる傾向があります。

薬に頼るのではなく、人間がもともともっている自然治癒力を引き出すためには、すぐにでも細胞（膜）栄養療法による治療を始めたほうがいいでしょう。

甘いものやカフェインの過剰摂取には要注意

甘いものは疲れたときに食べると気持ちを落ち着かせてくれるように感じますし、仕事に行き詰まったときのコーヒーは気分をリフレッシュしてくれるように感じます。適量の甘いものは、足りなくなったブドウ糖を脳や筋肉に補給してくれるため、気持ちが落ち着き、すっきりするのです。また、コーヒーに含まれるカフェインは、アドレナリン分泌を促すためのエネルギー代謝ややる気が促進されます。
しかし、これらは少量ずつ上手にとる必要があります。**甘いものもコーヒーも、ほどほどの量にしておかないと、マイナスの作用を及ぼすことがある**のです。

症例３ 統合失調症の男性（20代後半）のケース

【来院前】

友人が１人もおらず、独り言が多く、右目にチックの症状がある。高校生のときに統合失調症を発症、自分の感情がコントロールできなくなって家のなかで暴れ回り、外にも聞こえるような大声を上げることもあった。

そのような行動を自分自身で冷静に認識していながらも、抑えることができなかった。学校の授業にもついていけなくなり、過去にいわれて傷つけられた言葉が幻聴となって聞こえてくるようになった。

寝つきが悪く、悪夢を見ることもあり、早朝に目が覚めてしまうため、睡眠不足の毎日が続く。病院へ行くと措置《そち》入院（精神科保健指定医の判断で行われる強制入院）

となり、そこで薬物治療を受ける。退院後も薬物療法は続いていた。

やがて高校を中退、数年間の薬物治療ののち、彼自身の希望により薬を断つことができた。しかし、依然ひどい幻聴と独り言、気分の激しい浮き沈みなど薬の離脱症状が続いていた。当クリニックには2週間に一度のペースで来院。

【服用していた薬】リスパダール、ジプレキサ、コントミンなど

【当クリニックのアドバイス】

神経組織を修復するK・リゾレシチンなどのサプリメントの摂取、自律神経系を整えるためにウォーキングなどの有酸素運動を毎日するようにすすめる。

イライラしたときは、まず水を飲み、それからバナナを食べるように指導。

【当クリニックの食事・細胞（膜）栄養療法】

①1日に10杯飲んでいたコーヒーと紅茶を、麦茶やミネラルウォーターなどに変える。②間食の白砂糖を使った甘い菓子やスナック菓子を避け、バナナなどの果物をとる。③できる限り和食にして、発芽玄米や野菜を多くとる。④牛乳の代わりに豆乳を飲む。

【当クリニックが処方したサプリメント】K・リゾレシチン、糖鎖、ビタミンB複合

体、ＤＨＡ／ＥＰＡ、ノーフラッシュナイアシン（ビタミンB_3）、ＧＡＢＡ、ＣｏＱ10、亜鉛

【その後の経過】

細胞（膜）栄養療法を開始すると同時に、気分転換のため1日30分〜1時間程度の散歩を開始。途中、数回のプラセンタ点滴も行ったところ、2カ月後には悪夢を見なくなり、熟睡できるようになった。しかし幻聴はまだ聞こえていた。

5カ月後、表情がかなり明るくなり、感情もコントロールできるようなって、大声を出したり暴れなくなった。幻聴はときどきあるものの、ほとんど気にならなくなる。以前は「友だちが1人もいない」といっていたが、カウンセリングではとても楽しそうに「先週、友だちとお酒を飲みに行きました」と語るようになった。

細胞（膜）栄養療法を始めて1年4カ月ほどが経過したころ、配送会社にアルバイトとして採用され、週3回、仕分けの仕事に従事。

元来の優しく真面目な性格が職場では重宝がられ、人づきあいが苦手でずっと友だちができなかった彼だが、職場でたくさんの友人に囲まれるようになった。

その後、カウンセリングの必要もなくなり、サプリメントを数種類に減らしながら

継続中。現在ではボランティア活動に積極的に参加し、全国を駆け回っている。さらには経営コンサルティングの勉強を始め、英会話学校にも通い、世界中で活躍するという夢に向かって歩き続けている。

彼はもともと甘い食べ物が好きで、チョコレート、大福、ケーキ、クッキーなどを毎日常食し、コーヒーを1日10杯ほど飲んでいました。

白砂糖を過剰摂取すると「低血糖症」（血糖値が極端に下がり、精神的に不安定となってイライラしたり怒りっぽくなる）によって、精神に悪影響を与えます。

また、白砂糖を代謝するためにたくさんのビタミンB_1が消耗されます。ビタミンB_1は、神経系と精神の過剰な興奮状態を穏やかにするはたらきがあります。十分にビタミンB_1を摂取していないのに甘いお菓子やジュース、スナック菓子をとり続けていると、落ち着かず、興奮性が増し、ケンカ早くなったり、意味もなく暴れたり大声を出したりするようになります。

カフェインは、内分泌系にはたらきかけて肝臓に蓄えられたブドウ糖を放出させるため、一時は思考がはっきりしたように感じます。しかし、一方では内分泌系（副腎《ふくじん》）を著しく疲労させるため、結局ストレス耐性を弱めてしまうのです。

そのため、コーヒーなどカフェインの多く含まれた食品を日常的にとっている人はストレスをためやすく、神経質で精神的に不安定になりやすい傾向があります。

カフェインはコーヒーだけでなく、紅茶や緑茶、コーラやココア、チョコレートなどにも多く含まれています。これらが好きな人は適量をはるかに超え、知らず知らずのうちにカフェイン過多になりやすいので注意しましょう。

また、カフェインはビタミンB_1を大量に消費することでも知られています。さらに、ストレスに対抗してくれる貴重な栄養素であるビタミンC、亜鉛なども奪ってしまいます。

今回の症例は、甘いものやコーヒーを控え、サプリメントで栄養補給をしたことで精神状態が劇的に改善しました。つまり、食べ物のとり方に症状の原因があり、幻聴や衝動行動が起きたと考えられます。

しかし、病院では食事に関する指導はなく、ひたすら向精神薬を処方していました。そのため、**根本的な原因が解決されないまま、脳の神経細胞が薬と食習慣によってさらに傷を負ってしまった**のでしょう。

彼のように、誤った投薬をされている患者さんは少なくありません。薬を処方した医者は「一生薬を飲んでいれば普通の生活ができます」といったそうです。いわれたとおりに薬を飲んでいるあいだも恐ろしい幻聴は消えることはなく、副作用に苦しみ、勉強もできないのですから、とても普通の生活とはいえないでしょう。

薬を飲み続ける限り、副作用はつきものです。しかも、多剤多量の服薬は肝機能やその他の臓器にも悪い影響を与えるのです。

高齢者をむしばむ認知症の薬

100歳以上の高齢者が5万人を超える（その80パーセント以上が寝たきりという現実はありますが）超高齢化社会の日本。ここで大きな問題となっているのが認知症です。

認知症には、

① 老化によって脳細胞が減少し、脳細胞中のレシチン濃度（30パーセント）が半分の15パーセント以下になり、脳が萎縮していく「アルツハイマー型」

② 脳の血管障害から起こる「脳血管性」

③ パーキンソン病や感染症など、ほかの病気が原因で引き起こされるもの

の3種類があります。認知症の約60パーセントは「アルツハイマー型」で、世界中で新薬の研究が進められています。

最近では、「痴呆の進行を抑え、神経細胞が死んでいくのを抑える」という薬・アリセプトを用いた治療が主流のようです。しかし、これはあくまで進行を抑えるもので、改善するものではありません。

しかも、ある期間服用すると効果が見られないばかりか、幻覚症状、興奮、口唇のふるえ、手のふるえなどの副作用がたくさん報告されています。

また、ほかの薬同様、服用を中止すると以前よりもっと病気が進行してしまいます。それがなぜ「特効薬」としてもてはやされているのか、私には理解できません。副作用があらわれたり、服用によって症状が助長されていくことは、向精神薬の薬害となんの変わりもないでしょう。

高血圧なのに精神科にまわされるって、どういうこと？

高齢者はただでさえ代謝が遅いため、子どもなどに比べて薬が抜けにくいのです。また、向精神薬の副作用は眠気や頭がぼんやりするだけではなく、筋肉を弛緩《しかん》させます。そうすると、もともと筋肉のない高齢者は立てなくなったり、歩けなくなったりするわけです。結果としてQOLが低下し、それまで元気だった人が寝たきりになったり、動かないことで骨がもろくなって骨折しやすくなります。

精神病院に行くとわかりますが、高齢者の歩き方は普通の病院の患者さんよりヨロヨロしています。高齢者が訴える「眠れない」「頭が痛い」「ボーっとする」などの症状は、精神科の症状が亢進《こうしん》したせい、悪化したからだと思いがちですが、薬の副作用であるケースが多いのです。

当クリニックでは、患者さんが処方された薬の副作用の一覧を見せて説明します。

通常、薬局で処方された薬についている紙には、副作用については長くて数行しか書かれていません。これは製薬会社が病院の医師向けにつくったものですが、実は副作用だけでA4用紙1、2枚になるほどの量です。

高齢者の場合、骨粗鬆症《こつそしょうしょう》や高血圧、心筋梗塞《しんきんこうそく》、狭心症《きょうしんしょう》などの薬の副作用で認知症に似た症状があらわれているのに、精神科医にかかると「はい、認知症です」といわれ、それまで飲んでいる薬に向精神薬が追加されてしまいます。そのため、ますます体の動きも脳のはたらきも異常になってくるのです。

本当は高血圧の薬の副作用で精神疾患に見えるだけなのに、「これは精神科のほうにまわすしかない」と判断し、「これは内科の薬のせいではないから精神科に行きなさい」といわれて精神科に送られ、そこで向精神薬が追加されます。その向精神薬の副作用で眠れなくなったら「不眠ですね」ということで、今度は睡眠薬が出されるというケースがあります。

このように最終的には、精神科にまわされてしまうことが多いというのが現状です。脳のCTとかMRIを撮っても、脳がやせている以外に何も異常がないからです。腫瘍ができているとか血管が詰まっているなどではないため、精神科にまわされてしまうのです。

当クリニックは、そうした症状は薬の副作用ということがわかっているため、まず減薬を考えますが、たいていの医師はそういう発想をしません。

なかには、いきなり減薬をして症状を悪化させてしまうケースもあり、ただ減薬すればいいというものではありません。私たちがおすすめしているのは現在服用中の薬と服用量はそのままで、それと併行して約3週間から1カ月、症状にもよりますが、毛髪分析によって不足していると思われる神経伝達物質のアセチルコリン、GABA、トリプトファンやDHA／EPA、ビタミン類、ミネラル、アミノ酸、アスタキサンチン等を摂取することです。

そして、約3週間から1カ月後に服用中の薬を約3分の1くらいカットし、それからさらに約3週間から1カ月様子を見ます。改善が見られたら、さらに3分の1をカットし、また様子を見ます。最後に、改善が見られたら残りの3分の1をカットする――つまり完全脱薬です。

ただし、症歴、服薬量や服薬回数、症状、日常の食生活などによって減薬方法、減薬期間が一律ではありません。したがって、完全に脱薬するまでに1年くらいかかる人もいます。自分勝手に減薬や脱薬をすると、大変危険です。信頼のできる精神科医に必ず相談して実践してください。

症例4 認知症の男性（60代後半）のケース

【来院前】

記憶力が低下し、日づけをよく間違える。一方的に話をする。自営業で、自分の商売に関することや自分の好きなことについてはとめどなく話すが、こちらが聞いたことに対する反応やレスポンスはなく、会話のキャッチボールができない。ほかの病院で認知症と診断されたため、妻と来院。

【服用していた薬】 アリセプト、高血圧だったため血圧降下剤を3種類

【当クリニックのアドバイス】

相続に関する心配事などがあったというのも原因のひとつだが、認知症を促したのは血圧降下剤の服用と考えられた（血圧降下剤の副作用には認知症、パーキンソン病になる可能性がある）。そのため、アリセプトをやめ、血圧降下剤は1種類に減薬。

【当クリニックの食事・細胞（膜）栄養療法】

自給自足で畑仕事をしており、もともと食事は和食中心だったので、さらにバランスよくとれるメニューを提案。また、甘いものが好きで、よく和菓子を食べていたのをやめてもらう。

遠方だったため、当クリニックからサプリメントを郵送。

【当クリニックが処方したサプリメント】 K・リゾレシチン、糖鎖、DHA／EPA、K・リゾレシチン、ビタミンB複合体

【その後の経過】

3週間後に二度目の来院。この時点で、前回のようなどんよりした目ではなく、焦点の合ったしっかりした目つきになっていた。読めなかった新聞も読めるようになり、頭がしっかりはたらくようになっていた。

さらに、降下剤をやめたにもかかわらず、血圧は正常値で安定していた。自営業で体を動かしていたのと、自給自足の生活で畑仕事などをしていたこともよかった。

1年後、ほかの病院で検査したところ認知症が治ったことがわかり、いまでもサプリメントを飲み続けている。

第３章

さまざまな心の病と
ナチュラルクリニック
代々木で
行っている治療法

「風邪を治す薬」というものはない

「風邪かも」と思ったらすぐ薬を飲む――そういう方が多いのではないでしょうか。熱っぽいときなど、ほとんどの人がそうしていると思います。

しかし、熱は私たちの免疫機能が、風邪のウイルスをやっつけるために出ているのです。ウイルスが最も増えやすい温度は37度ですが、39度まで上がるとウイルスは増殖できなくなります。つまり、熱が上がればウイルスは抑えられます。

39度以上の熱が出たときには対症療法として解熱剤を飲むのは仕方がありませんが、基本的に「風邪を治す薬」というものは存在しません。風邪を治すには、温かくしてしっかり栄養をとり、静かに休むのが一番なのです。

どの家にもドラッグストアで買ったものや置き薬の頭痛薬、風邪薬、胃腸薬などが常備されていると思います。しかし、医師でも薬剤師でもない一般の人が素人判断でそうした常備薬を服用するわけですから、よく考えてみると恐ろしいことといえます。

「市販されている薬には、医師や薬剤師が使うような難しい薬はないし、間違って飲んでも命にはかかわらないから安心だろう」と考えているのでしょう。しかし、これまでも述べてきたように、薬に副作用があることに変わりはありません。

風邪を引いたので、たまたま家にあった数年前に買った風邪薬を飲んだら死亡してしまった、というケースがあります。これはスチーブンス・ジョンソン症候群といって、約100万人に1人の割合で起こる危険な症例です。

では、医師が処方してくれる薬は安心かというと、そうでもありません。医師の処方によって何種類もの薬を飲んでいる方もいると思いますが、これは前述したＤＤＩ（薬物相互作用）といって、３種類以上の薬を飲むと思わぬ副作用で苦しみ、かえって危険な状態になることがあります。

心の病と主に行われている薬物療法

いままで、随所に心の病について触れてきましたが、ここでまとめておくことにしましょう。同時に一般的に「効く」とされて、病院で処方される薬も紹介していきます。

それとともに、実際に当クリニックではどのような治療法を行っているかも、あわせてご覧ください。

統合失調症

【定義】うつ症状が高じてなるケース、過剰なストレスが重なってなるケース、パソコンなどの機器から受ける電磁波や有害な波動のストレスによって、脳内に必要なリン脂質が消耗し、逆に乳酸が溜まるなどして、脳内ホルモン（ドーパミン、セロトニン、アセチルコリンなど）のバランスが崩れたり不足して、神経組織が傷を負ったり、やせ衰えて情報の伝達に支障をきたすものである。

【主な症状】連合弛緩《しかん》、感情鈍麻《どんま》、意欲減退、言語性幻覚《げんかく》（幻聴）、被害妄想《もうそう》、自我障害《しょうがい》、興奮、昏迷《こんめい》など。どの症状が顕著《けんちょ》となるかは、病期によって異なる。一般的に、急性期には幻覚妄想状態や緊張病性興奮（もしくは昏迷）などの陽性症状が、慢性期には意欲減退、あるいは無気力、無感動などの陰性症状が出る。

【通常処方される薬】

●定型抗精神病薬

コントミン、ウインタミン、ヒルナミン、レボトミン、ロドピン、ニューレプチル、フルメジン、セレネース、インプロメン等。

●非定型抗精神病薬

・SDA：リスパダール、ルーラン、ロナセン。
・MARTA：ジプレキサ、セロクエル。
・DSS：エビリファイ。

【ナチュラルクリニック代々木の治療法】統合失調症の原因は、ドーパミンやセロトニンの過剰または過少分泌やほかの脳内ホルモン（神経伝達物質）とのアンバランスが原因だと考えられている。**細胞（膜）栄養療法**により、ドーパミンやセロトニンの過剰または過少分泌を補正しながら、ほかの脳内ホルモンとのバランスをとっていく。

【ナチュラルクリニック代々木で処方するサプリメント】K・リゾレシチン、ナイアシン（ビタミンB_3）、ビタミンB複合体、GABA、トリプトファン、マルチビタミン、マルチミネラル、DHA/EPA、糖鎖《とうさ》、亜鉛、CoQ10、月見草オイル等。

うつ病

【定義】統合失調症と並ぶ二大精神疾患で、「病的な落ち込み」が特徴。以前は「怠け病」「詐病《さびょう》」などといわれたこともあるが、最近の病理学的な研究の成果から、脳に生理学的な変化が起こっていると考えられるようになってきた。

【主な症状】精神症状としては、抑鬱《よくうつ》気分、気分の日内変動（朝悪い）、悲哀、絶望感、不安、焦燥、苦悶感、自殺企図、妄想（心気妄想、罪業妄想、微少妄想）など。

身体症状としては、睡眠障害（早朝覚醒、寝つきの悪さ、あるいは過眠）、食欲不振、吐き気や腹痛といった消化器症状、全身倦怠感《けんたいかん》、疲労感、過呼吸、頻脈《ひんみゃく》、心悸亢進《しんきこうしん》など、さまざまな症状が出現する。頻尿、口渇《こうかつ》、発汗、めまい、便秘、月経不順などの自律神経や内分泌系の症状があらわれることもある。

【通常処方される薬】

●主な抗うつ薬

・ＮａＳＳＡ：リフレックス、レメロン。

・SNRI：トレドミン、サインバルタ。
・SSRI：デプロメール、ルボックス、パキシル、ジェイゾロフト。
・四環系抗うつ薬：ルジオミール、テトラミド、テシプール。
・三環系抗うつ薬：アンプリット、アモキサン、プロチアデン、トフラニール、トリプタノール、スルモンチール、ノリトレン、アナフラニール。
・その他：レスリン、デジレル、ドグマチール。

【ナチュラルクリニック代々木の治療法】うつ病は、セロトニンをはじめとする脳内伝達物質の極端な減少、あるいはアンバランスによって発生する。したがって、セロトニン、GABA、ノルアドレナリンといった脳内伝達物質の放出を促し、またそれらのバランスをとっていくような**細胞（膜）栄養療法**を実施。

【ナチュラルクリニック代々木で処方するサプリメント】K・リゾレシチンを中心として、基本的には統合失調症とほぼ同じである。

自律神経失調症

【定義】 いわゆる自律神経失調症は、一般にさまざまな身体的愁訴をもち、しかもそれに見合うだけの器質的変化がなく、原因も不明で、自律神経機能失調に基づく一連の病像。

【主な症状】 自律神経失調症の症状としては自覚的なものが多く、頭痛、めまい、疲労感、不眠、ふるえ、四肢冷感、発汗異常、動悸、息切れ、胸部圧迫感、胸痛、食欲不振、胃部膨満《ぼうまん》感、便秘、下痢など多彩。

【関連症例】 心臓神経症、胃腸神経症、呼吸神経症など。

【通常処方される薬】

・自律神経調整薬：グランダキシン、ハイゼット。

・抗不安薬：〔弱〕コントール、リーゼ、セレナール、レスミット、セディール

〔中〕ソラナックス、ホリゾン、エリスパン、メンドン、メイラックス、デパス、メレックス。

〔強〕ワイパックス、セニラン、レスタス

・睡眠薬：マイスリー、アモバン、ハルシオン、レンドルミン、ロラメット、リスミー、

ロヒプノール、エリミン、ベンザリン、ユーロジン、ドラール、ダルメート、ソメリン
・抗うつ薬：（「うつ病」の抗うつ薬に同じ）。
【ナチュラルクリニック代々木の治療法】細胞（膜）栄養療法により、自律神経の両輪となる交感神経と副交感神経のバランスを調整し、加えて性ホルモンも調整することによって、自律神経失調症の治療を図る。

【ナチュラルクリニック代々木で処方するサプリメント】Ｋ・リゾレシチン、ビタミンＢ複合体、ＧＡＢＡ、トリプトファン、マルチビタミン、マルチミネラル等。

不安神経症（現在の診断名は「全般性不安障害」あるいは「パニック障害」）

【定義・主な症状】強い不安、あるいは予期不安を特徴とする神経症。
【通常処方される薬】
●全般性不安障害
・抗不安薬：セルシン、セディール等。
・抗うつ薬：デプロメール、パキシル、ジェイゾロフト等。

●パニック障害

・抗不安薬：ソラナックス等。

・抗うつ薬：パキシル、ジェイゾロフト等。

【ナチュラルクリニック代々木の治療法】細胞（膜）栄養療法により、ノルアドレナリン（恐怖のホルモン）の過剰分泌を抑え、セロトニンの減少を防ぎながら、ほかの脳内ホルモン、神経伝達物質の調整を図る。

【ナチュラルクリニック代々木で処方するサプリメント】Ｋ・リゾレシチンを基本として、その他は自律神経失調症とほぼ同じである。

パニック障害

【定義】強い不安感を主な症状とする精神疾患のひとつ。かつては恐慌性と呼ばれていたが、1992年に世界保健機関（ＷＨＯ）の国際疾病分類によって、独立した病名となった。

【主な症状】不安発作（動悸・息切れなど）を繰り返すうち、発作の出現そのものに恐怖を感じ、電車やバスなどに乗ることができなくなったり、外出を避けて家に引きこもってしまう。一過性のものもあるが、長期化して抑うつ気分や心気症状を併発することが多い。

【通常処方される薬】不安神経症参照。

【ナチュラルクリニック代々木の治療法】パニック障害の治療は、細胞（膜）栄養療法を取り入れ、ノルアドレナリンの過剰分泌を抑え、セロトニンの減少を防ぎながら、ほかの脳内ホルモン、神経伝達物質の調整をとっていく。

【ナチュラルクリニック代々木で処方するサプリメント】Ｋ・リゾレシチン、ＧＡＢＡ、トリプトファン、マルチビタミン、マルチミネラル、ＤＨＡ／ＥＰＡ、糖鎖、アスタキサンチン等。

睡眠障害

【定義】睡眠障害は、その障害の状態から、入眠障害、熟眠障害（浅眠・中途覚醒）、早期覚醒に分類される。

【主な症状】不眠に対して過度の不安や恐怖をもっている場合が多い。実際に眠ろうとしても「眠れない」と訴える人が多い。ちょっとした音などでも覚醒しやすく、深く眠ったあとでも熟睡感のないことが特徴。

【通常処方される薬】

●不眠症
「自律神経失調症」の睡眠導入剤等。

●睡眠関連呼吸障害
肥満や呼吸器官の形状等様々な要因があるため、治療は原因によって異なる。

●過眠症
アンフェタミン、メチルフェニデート、モダフィニル等の中枢神経刺激薬。

●概日リズム睡眠障害
メラトニン製剤、ビタミンB_{12}等。

●睡眠時随伴症
ベンゾジアゼピン系薬剤、非ベンゾジアゼピン系薬剤、抗うつ薬等。

●睡眠関連運動障害
むずむず脚症候群の場合…抗不安薬、抗うつ薬等。その他、症状による。

【ナチュラルクリニック代々木の治療法】 **細胞（膜）栄養療法**により、神経組織を安定させる栄養を補充し、脳内ホルモンの調整をはかる。

【ナチュラルクリニック代々木で処方するサプリメント】Ｋ・リゾレシチン、ＧＡＢＡ、メラトニン、トリプトファン、マルチミネラル、糖鎖、アスタキサンチン等。

摂食障害

【分類】 摂食障害は、神経性食思不振症、神経性大食症、異食症、幼児期の反芻《はんすう》性障害などに分類される。

【主な症状】 ①標準体重の20パーセント以上やせる。②食行動の異常（拒食、過食、かくれ食い）。③体重や体型についてのゆがんだ認識（体重増加に対する極端な恐怖など）。④発症年齢30歳以下が多い。⑤無月経をきたすことがある。⑥やせの原因と考えられる器質性疾患がない。

【通常処方される薬】

※抗うつ薬、抗不安薬、向精神病薬、睡眠薬を容態に合わせて処方。

●神経性食欲不振症

抗うつ薬、抗不安薬など。

●神経性過食症

ルボックス、デプロメール、パキシル、ジェイゾロフト等。

【ナチュラルクリニック代々木の治療法】細胞（膜）栄養療法により、脳内ホルモンのバランスをとり、神経組織のこだわりをなくし、情報の伝達をスムーズにする。

【ナチュラルクリニック代々木で処方するサプリメント】Ｋ・リゾレシチン、ＧＡＢＡ、トリプトファン、マルチビタミン、マルチミネラル、ペプチン、糖鎖等。

ひきこもり・不登校・出社拒否

【定義・主な症状】経済的理由や退学を除き、心理的要因による長期欠席に至った症状の総称。

【通常処方される薬】

※他項目のような要因が原因となる場合が多いため、症状に合わせて処方。

【ナチュラルクリニック代々木の治療法】不足している栄養を補給し、過敏な神経を緩和《かんわ》し、脳内ホルモンの調整を図っていく。

【ナチュラルクリニック代々木で処方するサプリメント】 K・リゾレシチン、GABA、マルチビタミン、マルチミネラル、DHA／EPA等。

PTSD（心的外傷後ストレス障害）

【定義】 PTSDは、強い精神的外傷（トラウマ）ののちに生じてくる精神症状。自然災害・戦争体験・事故・あるいは犯罪などの被害後、あるいは目撃後に見られることが多い。トラウマの1〜2週間後に発症することもあれば、数カ月たってから発症する場合もある。

【主な症状】 悲惨で残酷な状況が眼前に再現し、悪夢にうなされる。不安、ゆううつ感、無欲、無関心、無力感、易怒性《いどせい》（イライラする）、罪悪感、絶望感、不眠、錯乱など、さまざまな症状が出現し、幻覚を生じることもある。心因性健忘《けんぼう》を示すこともあり、事故のことを想起できない場合もある。動悸や発汗など自律神経症状をともなうこともある。

【通常処方される薬】

・SSRI：パキシル、デプロメール、ルボックス等。
・三環系抗うつ薬：トフラニール、トリプタノール等。

・その他の薬、交換神経抑制薬：カタプレス、インデラル等。

【ナチュラルクリニック代々木の治療法】セロトニンやGABAの分泌を促進することによって、神経の過剰反応を和らげる。

【ナチュラルクリニック代々木で処方するサプリメント】K・リゾレシチン、トリプトファン、GABA、マルチミネラル、DHA／EPA等。

対人恐怖症

【定義・主な症状】人前に出ると赤面や表情のこわばり、ふるえなどの緊張症状が生じ、羞恥の苦悶にとらわれ、人前に出ることを恐れる疾患。

【通常処方される薬】

・SSRI：パキシル、デプロメール、ルボックス等。

・抗不安薬：デパス、レキソタン、リボトリール等。

・β遮断薬：インデラル、イノモテンス、カルビスケン等。

【ナチュラルクリニック代々木の治療法】**細胞（膜）栄養療法**により、脳内ホルモンのバランスをとり、脳神経の過剰な反応を抑える神経伝達物質を補完する。

【ナチュラルクリニック代々木で処方するサプリメント】 K・リゾレシチン、トリプトファン、GABA、DHA／EPA等。

ADHD（注意欠陥多動性障害）

【定義】 ADHDには、①注意力散漫と多動性が共存するもの、②注意力散漫が目立つもの、③多動性が目立つもの、の3パターンがある。

【通常処方される薬】

・中枢神経刺激薬：リタリン、コンサータ、トフラニール等。

・非中枢神経刺激薬：ストラテラ、ウェルブトリン、トフラニールやノルエピネフリン等。

【ナチュラルクリニック代々木の治療法】 脳内の神経伝達物質（セロトニンやGABA）のバランスをとることによって集中力を高め、多動性を緩和する。

【ナチュラルクリニック代々木で処方するサプリメント】 K・リゾレシチン、GABA、トリプトファン、マルチミネラル、DHA／EPA等。

ＬＤ（学習障害）

【定義・主な症状】 学習障害は知能指数 Intelligence Quotient（ＩＱ）が90以上ありながら、学習に対する中枢神経機能が障害となった状態。学習に対する中枢神経機能には、集中力、記憶力、言語機能、視的空間認知力、時間・順序認知力、緻密《ちみつ》な運動神経機能（器用さ）、高度認知力（概念形成、推理、創造性など）、社会的認知力などがあるが、これらの機能のいずれかが障害されることによって、発達性語盲、発達性失語症、読書・書字・計算困難、注意欠陥多動性障害（ＡＤＨＤ）などの状態が起こる疾患群。

【通常処方される薬】

メチルフェニデートやデキストロアンフェタミンを含む刺激薬製剤が多く使用されている。また、軽度発達障害に見られる主な症状に対して、次のような薬がよく使われている。

・多動／衝動性…メチルフェニデート、カルバマゼピン、バルプロ酸ナトリウム リスペリドン、ＳＳＲＩ。

・睡眠障害…クロニジン、リスペリドン、三環系抗うつ薬、ベンゾジアゼピン。

・感覚過敏…リスペリドン。
・強迫症状…SSRI、リスペリドン、TCA。
・感情の不安定さ…カルバマゼピン、SSRI、TCA。
・ひきこもり／対人恐怖…SSRI、メチルフェニデート。
・自傷…SSRI、リスペリドン、プロプラノロール。
・抑うつ…SSRI、TCA。
・怒り…メチルフェニデート、SSRI、リスペリドン。
・攻撃性…SSRI、リスペリドン、クロニジン、プロプラノロール。
・妄想／幻覚…リスペリドン。
・常同性／反復行動…SSRI、リスペリドン、クロニジン。

【ナチュラルクリニック代々木の治療法】細胞（膜）栄養療法により、脳内神経組織のホルモンバランスをとり、神経伝達物質の分泌を促す。

【ナチュラルクリニック代々木で処方するサプリメント】K・リゾレシチン、GABA、マルチビタミン、マルチミネラル、DHA／EPA等。

自閉症

【特徴】 社会性やコミュニケーション能力に困難が生じる、発達障害の一種。家族や周囲の人々に対する関心や感情的反応が薄れ、社会との接触を避け、自分の殻の中に閉じこもり、外界に関心を示さず自己の世界にひたる傾向がある。

【主な症状】 症状は、「DSM」（精神障害に関するガイドライン）の診断基準では、①限定された興味やこだわり・関心、②対人関係でのコミュニケーション能力の欠如、③言語の発達障害、の大きく3つに分かれる。

【通常処方される薬】
リスパダール、リタリン、SSRI等。

【ナチュラルクリニック代々木の治療法】 **細胞（膜）栄養療法**によって神経伝達物質の分泌を促進したり、脳内ホルモンの分泌を調整し、神経組織を柔軟にする。あわせて、有害重金属の排泄を促す。

【ナチュラルクリニック代々木で処方するサプリメント】 K・リゾレシチン、GABA、マルチビタミン、マルチミネラル、DHA/EPA等。

てんかん

【定義】 大脳における神経細胞の過剰な電気的発火によって、さまざまな型の発作が起きる疾患。全身強直《きょうちょく》、間代発作《かんたいほっさ》、欠神発作《けっしん》といった型がある。

【主な症状】 けいれん発作が長く続くと脳神経細胞が疲労し、知能指数の低下や運動麻痺をきたすこともある。

【通常処方される薬】
アレビアチン、ヒダントール、テグレトール、テレスミン、フェノバール、マイスタン、セレニカR、デパケン、ハイセレニン、ザロンチン、エピレオプチマル、ミノ・アレビアチン、セルシン、ホリゾン、リボトリール、各種ベンゾジアゼピン系鎮静薬等。

【ナチュラルクリニック代々木の治療法】 神経伝達物質と脳内ホルモンのバランスを図り、同時に低分子のリン脂質と組織を柔軟にする不飽和脂肪酸を摂取する。そして、脳神経細胞の易刺激性《い》(ささいなことで不機嫌になる)を和らげる。

【ナチュラルクリニック代々木で処方するサプリメント】Ｋ・リゾレシチン、ＧＡＢＡ、ペプチン、トリプトファン、マルチビタミン、マルチミネラル、ＤＨＡ／ＥＰＡ、アスタキサンチン等。

認知症

【定義・主な症状】痴呆の原因疾患には、老年期に見られる血管性痴呆、アルツハイマー型痴呆、ピック病のほかに、ハンチントン病、パーキンソン病、進行性核上性麻痺、てんかん、頭部外傷、脳炎などの感染症、脳腫瘍（頭蓋内腫瘍）、アルコール中毒、正常圧水頭症（水頭症）などがあげられる。

【通常処方される薬】
・ＡＣｈＥ阻害薬：アリセプト、レミニール、イクセロンパッチ、リバスタッチパッチ
・ＮＭＤＡ受容体拮抗薬：メマリー
・脳循環代謝改善薬：サアミオン、セロクラール、ケタス、ルシドリール

【ナチュラルクリニック代々木の治療法】老人性痴呆症・認知症の治療は、主に脳内のリ

ン脂質の減少を防ぎ、他の脳内ホルモンと神経伝達物質のバランスを図る。

【ナチュラルクリニック代々木で処方するサプリメント】 Ｋ・リゾレシチン、糖鎖、ペプチン、マルチビタミン、マルチミネラル、ＤＨＡ／ＥＰＡ、アスタキサンチン等。

アルコール依存症

【定義】 依存症の一種で、飲酒などアルコールの摂取によって得られる精神的、肉体的な薬理作用に強く囚われ、自らの意思で飲酒行動をコントロールできなくなり、強迫的に飲酒行為を繰り返す精神疾患。
【主な症状】 ①自分の意志で飲酒のコントロールができなくなる。②目が覚めているあいだ、常にアルコールに対する強い渇望感が生じる。③飲酒でさまざまなトラブルを起こし、あとで激しく後悔するが、またそれを忘れようと飲酒を続ける。④さまざまな禁断症状が出るため、アルコール摂取がやめられなくなる。⑤アルコール摂取が慢性化するため酩酊《めいてい》感が減弱し、飲酒量が増大する。

【通常処方される薬】

・抗不安薬：デパス、コンスタン、ソラナックス、レキソタン、メイラックス、セルシン、ワイパックス、リーゼ、ハルシオン、レンドルミン、リスミー、ユーロジン、ベンザリン、ロヒプノール、ドラール等。

・抗酒薬（嫌酒薬）：シアナマイド、ノックビン。

【ナチュラルクリニック代々木の治療法】 脳内の薬物依存にかかわる中枢神経に、ホルモンバランスをとるK・リゾレシチンや糖鎖などの栄養素を摂取し、本来の安定脳に導く。

【ナチュラルクリニック代々木で処方するサプリメント】 K・リゾレシチン、GABA、ペプチン、糖鎖、マルチビタミン、マルチミネラル、DHA／EPA、アスタキサンチン等。

次の症例は、私がこのクリニックで初めて診察した患者さんです。それだけ強く印象に残っています。

症例5　統合失調症・強迫性障害・アトピー性皮膚炎の女性（20代後半）のケース

【来院前】

幼稚園から高校卒業まで、ほかの子どもたちに比べてもおとなしかったため、いじめの対象にされるケースが多かった。

気持ちが不安になってくると、手洗い、うがい、歯磨きを繰り返すようになる。不安を抑えたいあまり、同じ友人に1日5、6回も電話をかけていた。「相手に迷惑ではないか」と思いながらも、手が勝手に電話に伸びてしまうような感覚だったという。

高校生のころ不登校になり、初めての入院。その後もずっと薬物療法を続けていたものの、不安感は改善されなかった。社会人になってからも眠りが浅く、不安が消えることはなかったが、服用する薬は年々増え、当クリニックに駆け込む直前には、すでに薬の種類は13種類にものぼっていた。

猛烈な倦怠《けんたい》感が押し寄せ、働くことが困難になり、勤めていた会社を辞めざるをえなくなる。

自分の精神症状が薬の副作用のせいではないかと考えるようになっていたのだが、主治医に相談しても減薬されることはなかったという。

幻聴と、いつも何かに迫られているような不安と倦怠から、会社に勤めてもひとつの職場で長く働き続けることができない。しかし、病気を克服して職場や社会に必要とされ、やりがいを感じる責任ある仕事を望んでいた。自分に自信をもちたかったという。

【服用していた薬】 レボトミン錠（25㎎）、ベゲタミンA、リスミー錠（2㎎）、ベンザリン錠（5㎎）、リーマス錠200（200㎎）、トレドミン（25㎎）、デプロメール錠（50㎎）、エリーテン（5㎎）、セニラン（5㎎）、パンピオチン酸（20%）、酸化マグネシウム、センノサイド錠サワイ（12㎎）、ラキベロン液（0・75%）

【当クリニックのアドバイス】

カウンセリングでは、栄養素のそれぞれのはたらきを学び、減薬に際しては医師の指示に従い自己診断で行わないこと、焦りを軽減することなどを、医師、カウンセラーと十分に話し合った。

何より「薬から解放されたい」と願っていた彼女が当クリニックのアドバイスで始めたのは、サプリメントをとることだった。だからといって薬をすぐに断ってしまうのは非常に危険なため、これまでの薬を服用しながら同時にサプリメントをとり、徐々に薬を減らしていくことにした。

【当クリニックの食事・細胞（膜）栄養療法】

サプリメント摂取を続けながら、徐々に和食メニューをとり入れる。

【当クリニックが処方したサプリメント】K・リゾレシチン、マルチビタミン・ミネラル、ノーフラッシュナイアシン、ビタミンＢコンプレックス（のちにＧＡＢＡを追加）

【２週間後の経過】

２週間後のカウンセリングでは、「友人から『目が生き生きしてきたね』っていわれたんです」「眠れるようになってきました」と復調を報告。前回買わなかったＧＡＢＡを追加し、さらに70日。

母親から「これまでは難しかった家族と本人との会話が成立するようになり、コミュニケーションがとれるようになったことがとてもうれしい。いままでと違い、顔つきがしっかりしてきた」との実感が語られるほどになる。

【3カ月〜1年の経過】

しかし3カ月が経過したころ、不安が押し寄せてくる。「薬とサプリメントの両方を続けているが、回復するのだろうか？　いつ治るのだろうか？」。彼女は太るのを恐れ、食事を1日2回に制限していた。この段階でサプリメントに加え、食事のカウンセリングの必要性が出る。

そのカウンセリングで、**細胞（膜）栄養療法**はある程度の期間を要することや、食事内容や回数について話し合い、納得したうえで実行してもらうことになった。

このあたりから1年を超えるころまで、彼女はたびたびサプリメントや細胞（膜）栄養療法から離れることがあった。すでに細胞（膜）栄養療法によって、家のなかの仕事ができるようになり、自分でもかなり回復しているという実感があったためである。

自らサプリメントの摂取をやめたものの、ときどき「本当に治るのか？」という不安に襲われるため後悔し、また1からとり直すという繰り返しだった。

サプリメントは、症状の回復にともなって徐々に減らしながら続けていく必要がある。まだ脳細胞や脳内ホルモンの調整が完全に復活していない状態ですべてやめてしまえば、それまでかけた時間とお金、自分の努力が水の泡になってしまう。

彼女はまた、自己判断で突然すべての薬の服用を断ったことがあった。その反動でまったく食欲がなくなり、動けなくなって死んだような状態になってしまった。

細胞（膜）栄養療法では、神経組織が正常化していく過程に合わせて減薬は徐々に行っている。患者自身の一方的な判断で、長年服用していた十数種類もの薬をいきなり断つことは非常に危険である。

もし彼女が、迷いなくずっと指示通りに細胞（膜）栄養療法を続けていれば、より早く回復しただろう。


【1年後の経過】


1年3カ月を経過するころには、10年も服用し続けてきた13種類もの薬が4種類に減っていた。体調は極めて良好で、働きたいという意欲もわき、事務職の求職案内を見て応募し、無事採用。それがうれしくて、現在もはつらつと働いている。

細胞（膜）栄養療法を始めてから1年4カ月でいっさいの服薬がなくなり、夜はぐっすり眠れ、精神状態は落ち着き、やる気にあふれているこのように、初めは少量だった安定剤が次第に効かなくなったり、安定剤の副作用を抑えるための薬が追加されたりしているうちに服薬が多量になった患者さんは少なくありません。心の病を抱える患者さんに、この傾向が多いようです。

副作用には、頭痛や倦怠感など身体症状のほかに、これまでも随所で述べてきたように、自殺企図、幻覚などが起こることもあり、事件や事故につながる可能性もあります。

薬は病気を治すための絶対的な存在ではありません。**当クリニックの細胞（膜）栄養療法をとり入れ、徐々に薬を減らしていくうちに体調がよくなり、仕事に復帰できた患者さんの例はたくさんある**のです。

第４章

予防医学の知識を身につけ、自分を守ろう

●心の病の原因に目を向けよう

そもそも、どうして私たちは心の病になるのでしょう。

たとえば、うつ病の極端な症状があらわれる前には、その陰になんらかの原因や症状が必ずあるものです。心が発するそのようなサイン（「何かいつもと違うな？」というようなもの）を、まわりの人が見逃さないように注意を払う必要があります。

私たち現代人は日々、さまざまなストレスにさらされていますが、それが病気の原因になる場合が多いのです。

これらのストレスが、時間の変化とともに総合的なストレスとなって長期間続くと、心身ともに疲れきってしまい、うつ病を発症することも多いのです。

いまや日常的に使われる「ストレス」という言葉を医学の領域で最初に用いたのは、カナダの生理学者ハンス・セリエです。しかし、セリエ博士は、「ストレスは人生のスパイス」とも表現しており、必ずしも悪いものではないとしています。

つまり、ストレスは人生において、ときには刺激となりプラスになることも多いわけで

精神的ストレス

人間関係、恋愛、離婚、会社のトラブル、仕事、経済的不安、受験、戦争、テロなど

物理的ストレス

暑い、寒い、騒音、放射線、電磁波、ケガ、手術など

生物学的ストレス

細菌、ウイルスなど

化学的ストレス

薬剤、残留農薬、食品添加物、栄養の過不足、酸素欠乏、活性酵素、環境汚染、化粧品など

す。しかしスパイスが強すぎると心身に大きなダメージを与えてしまいますから、適度に保つことが重要です。

私たちの人生は目標がないと味気ないものになりますが、どう考えても達成不可能な目標を設定してしまうと、心身ともに疲れてしまうでしょう。このことは受験もそうですし、就職や職場においても、また、結婚やマイホームの購入などでも同じことがいえます。

日常的になってしまったためにあまり気にしていないことが、心の病の原因になっているのです。寝不足や徹夜、毎日といっていいほどのコンビニ弁当、インスタント食品やジュースのとりす

ぎによる糖分過多、そしてこれまで述べてきたように、さまざまな薬剤の服用などもそうです。

心の病の本当の原因を探るためには、日常の生活習慣を見直すことが求められます。

脳のエネルギー不足が心の病を引き起こす

日本には現在、うつ病の患者さんが推定で100万人以上いるとされていますが、これは誤った数字だと思います。というのも、精神科や心療内科を訪れる患者さんの数は、1病院当たり平均50～100人超といわれているからです。

もともと日本は小さな島国で、昔から他人の目や噂を気にする国民性があり、何事に対しても生真面目に一生懸命取り組む傾向があります。自動車が来なくても赤信号を守り、朝の通勤ラッシュでも整然と並んで乗車します。

会社でも上司の理不尽な要求に耐えるなど、何事においても感情を抑えて我慢してしまう気質がうつ病になりやすいのです。

ストレスは脳に乳酸がたまった状態だといわれますが、それは同時に脳のエネルギーが一時的に不足した状態でもあり、情動をうまくコントロールできなくなってしまうのです。自動車はいったんガス欠しても、再びガソリンを注入すればすぐに走り出します。しかし、もしオイル切れになってしまったらどうでしょう？　動かなくなるだけではなく、メカニズムそのものがダメになってしまいます。

うつ病をはじめとする精神障害のほとんどは、脳内の潤滑油となるべき神経伝達物質（情報伝達物質＝脳内ホルモン）が不足して起きる症状なのです。

そしてそれは、何度も繰り返しますが、薬では決して元に戻らないのです。また、心理療法や認知行動療法だけでも治りません。**不足している脳内ホルモンを補給し、傷ついた脳の神経組織を修復してあげる必要があります。**

向精神薬を使用すると、一時的には症状が改善したように見えますが、それは神経質で敏感になっている組織を鈍感にし、麻痺させただけであって、神経組織の情報伝達の詰まりや、傷ついた箇所が修復できたわけではないのです。

「神経」の太さが精神疾患に関連する

そもそも精神疾患というのは、神経が細い、こまやかなタイプの人が発症しやすい病気といえます。ここでいう「神経」とは私たちの全身に張り巡らされている神経組織、そのなかでも特に重要な脳神経組織のことです。「神経が細い」「神経が太い」などとよくいいますが、これは医学的な事実に基づいた言葉なのです。

脳の神経組織のなかには神経伝達物質と呼ばれるホルモンが流れており、その量とバランスを保ちながら必要な情報をやりとりするという、生体活動に欠かせない役割を担っています。

この神経組織の太さは人によって異なりますが、基本的には遺伝によって決定されます。太ければ情報はゆったり流れるためおおらかに、細ければ情報が行き詰まったり、流れにくくなるので繊細で過敏な反応を起こします。**「神経組織の太さが基本的な性格を決める」**といってもいいでしょう。

たとえば、誰かに「バカ」といわれたときの受け止め方は、人によって異なるでしょう。

脳神経組織の太い人は笑って受け流しますし、細い人は過敏に反応して落ち込んだり怒ったりします。

私はこれまで、たくさんの精神疾患の患者さんと接してきましたが、真面目で繊細な人が比較的多いです。そのなかでも、自分の感情を抑え込んでしまう人と、素直で正直すぎるために感情を出しすぎてしまう人の２タイプがあります。

しかし、脳の神経組織の細い人が全員、精神疾患になるというわけではありません。なる人とそうでない人がいるのはなぜでしょう？

脳の神経組織を太らせよう

うつ病や統合失調症になる人は、脳内の神経組織が細いだけではなく、正常に機能していないのです。その大きな原因のひとつが、本書にもたびたび出てきたシナプスです。シナプスとはギリシャ語で「連結」という意味で、脳の神経細胞同士が互いに情報をやりとりするために欠かせない「つなぎ目」です。このシナプスが多いか少ないかで、脳の神経組織の機能がわかります。

健康な人の神経線維はふっくらしており、シナプスから神経伝達物質がたくさん流れますが、薬の服用などで神経線維が傷つくと細くなり、情報が流れにくくなっていきます。

たとえば、ゴミがたくさん溜まった川は幅が狭まり流れが悪くなりますが、同様に、老廃物の溜まった血管も幅が狭くなり硬化して血液が流れにくくなります。そしてそれは、向精神薬によっても引き起こされてしまいます。

ただでさえ細い神経が、薬によってさらに細くなるとシナプスの数も減り、正しい情報が流れなくなってホルモンの分泌もバランス悪くなってしまいます。そのままさらに薬を服用し続けると、情報が神経組織からはみ出します。これが、神経の細い人を犯罪や自殺に走らせてしまうメカニズムなのです。

神経の細い人は、神経が太い人よりも物事の受け止め方が過敏ですから、恋人がいない、職場で冷遇される、友人がいないといったことなどでクヨクヨしたり落ち込んだり、眠れなくなったりします。

しかし、**だからといってすぐに精神科や心療内科へ行かないでください**。これまで述べてきたように、そこで処方される向精神薬が、ますます神経を過敏な状態にしてしまうことが多いからです。

そして向精神薬を服用し始めると、最初は効いたと思っても、体が徐々に慣れてきて効かなくなり、さらに強い薬に切り替えられてしまうでしょう。

神経組織の太さは、基本的に遺伝によるものですが、後天的にもある程度太くできます。それは決して薬物などではありません。体によい食べ物をたくさん摂取し、いままで服用してきたために体内に蓄積されている薬物を上手に排出（デトックス）することが、神経を太くする方法なのです。

こうして神経を太くすれば、もって生まれた性格遺伝子のよい面があらわれ始め、精神疾患とは無縁の人生を送ることができるでしょう。

薬が脳の神経を弱くする

私たちの脳内の神経組織が、さまざまなストレスによって傷を負ったり、やせ細ってしまうと神経情報が十分に伝達できなかったり、情報の切り換えスイッチであるシナプスの数が少なすぎて情報処理ができずにパニック症状を起こしたり、事件を起こしたりすることは、先述したとおりです。ここでもう少し、そのメカニズムを見てみましょう。

正常な神経細胞

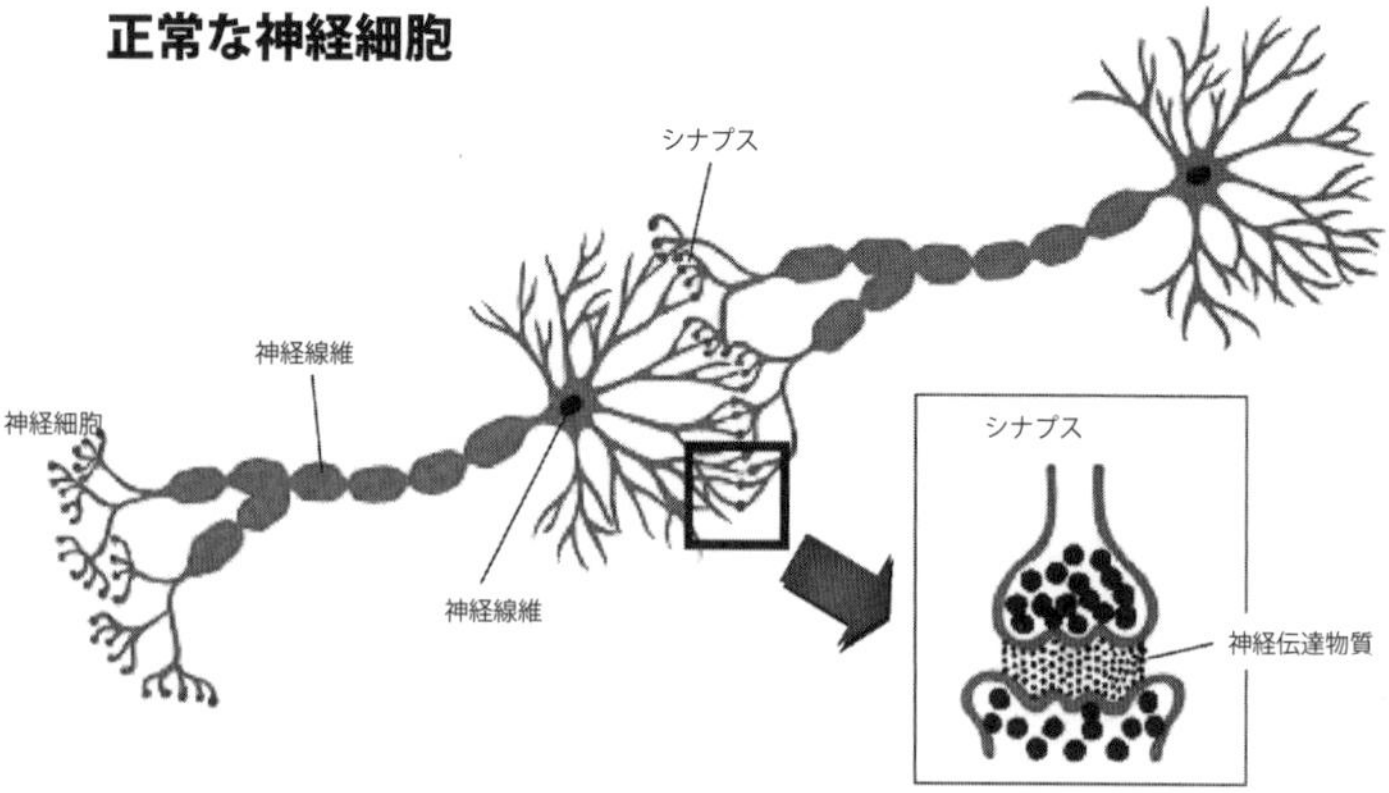

情報伝達に必要な、神経伝達物質アセチルコリン（レシチン）をとると、ドーパミン、GABA、セロトニン等が増え、神経線維は、ふっくらする。

異常な神経細胞

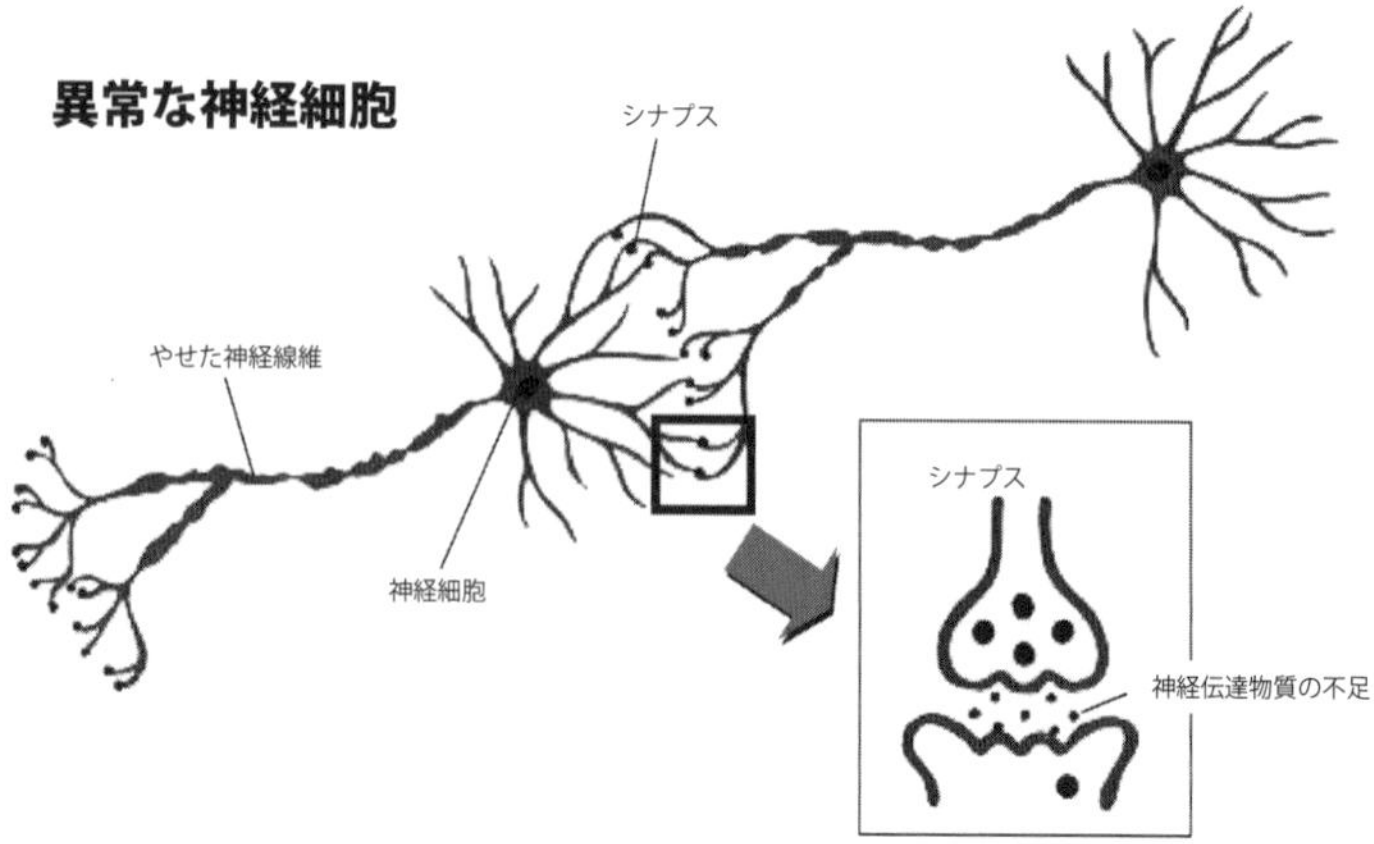

［弾性限界・臨界］
神経伝達物質の不足とアンバランスにより、神経線維がやせ衰え、情報伝達が困難になっている。
一方、アドレナリンやノルアドレナリンなどのホルモン物質が増えると攻撃型の性格に変質したり、逆に無気力状態に陥ってしまう。また、忍耐力が乏しくなり、弾性限界・臨界に達してしまう。

神経伝達物質（アセチルコリンをはじめとする情報伝達ホルモン）がシナプスに十分に取り込めず、栄養の受け皿である受容体（レセプター）に情報を蓄積できなくなると、神経症状があらわれてきます。それが心の病の原因です。

たとえば、健康的な神経組織（図「正常な神経細胞」）なら、神経線維もふっくらしていて、シナプスの数もシナプス内の神経伝達物質も十分にあるため、情報伝達に支障が出ることはありません。

しかし、神経組織が細くてやせ衰えていると（図「異常な神経細胞」）、情報伝達の過程で情報が途絶えたり、目的地である受信基地まで届かなくなってしまいます。情報が目的地まで届かないと、イライラしたり怒ったりするなど、パニック症状を引き起こします。シナプスの数も少ないですから、情報を処理したり切り替えたりする能力が低下してしまうのです。

そうすると、集中力を欠く、イライラする、怒る、ボーっとする、急に落ち込む、幻視や幻聴に襲われるなどして、日常的に落ち着いた生活ができにくくなります。

情報が滞って前に進めなければ脇にはみ出しますが、そうするとわけがわからなくなって突然暴れ出したり、人を傷つけてしまうのです。それが逆に、内にこもってしまうとひきこもりや不登校、出社拒否になってしまいます。さらにそれが激しくなり、生きることの価値観を失うと、最悪のケースでは自殺を選んでしまいます。

そんな状態でさらに薬を服用すると、副作用でどんどんひどくなるということは、ここまでお読みいただいた読者の方にはもうおわかりかと思います。

当クリニックでは、このような状態の患者さんの神経伝達物質を調整し、健康な神経組織に戻すために、食生活改善のアドバイスを行うことと並行して、K・リゾレシチンや糖鎖栄養素などを摂取してもらうのです。

予防医学を多くの人に知ってほしい

患者さん一人ひとりの栄養状態は、のちほど詳しく述べる「PRA健診」による毛髪分析や血液検査によってわかります。とりわけ毛髪分析では、驚くほど栄養状態がわかり、5000項目以上の体内の情報が得られます。毛髪が少ない方の場合、胸毛やすね毛でもいいですし、爪の先でも大丈夫です。

糖尿病や高血圧がわかるのはもちろんですが、女性の場合は妊娠しやすい体質かどうかまで診断できます。このような検査や分析に加え、患者さんの食生活などに関してもしっかり確認します。

「私はビタミンCの錠剤を飲んでいるから大丈夫」と思っていた患者さんが毛髪分析を受けたところ、まったくビタミンCが足りていなかったということは、よくあるケースです。これは細胞膜のリン脂質が不足しているために十分な栄養代謝ができない結果起こることです。

また、薬を飲んでいる人の場合には、その種類はもちろん、日ごろどのような飲み方をしているのかを聞くことも欠かせません。患者さんの話を、時間をかけてじっくりと聞くことも、当クリニックの大きな特徴のひとつになっています。

当クリニックが目指しているのは、予防医学を多くの人に知っていただくことです。予防医学とは、病気にならない体をつくるために事前に備えることです。

病気が悪化するまで放っておけば治療費がかさみますし、薬の過剰投与もあって、現在、日本の医療費の総額は40兆円を超え、２０２５年には80兆円にまで膨れ上がるという試算もあります。このままでは、国家財政が破綻《はたん》しかねません。

医療費を抑えるということは、私たち一人ひとりが健康でいること、つまり病気になりにくい体をつくることです。その根幹にあるのが予防医学であり、体へとり込む栄養バランスを整えることだと考えています。

すでにアメリカでは、医師たちがかなり真剣に栄養学に取り組み始めています。日本でも、栄養学を社会へ正しく認知させることが急務です。同時に、栄養補助食品の正しい理解を深めることも大切です。

食生活や栄養バランスに関心をもつ人も増えていますが、食べ物そのものに問題があります。野菜に含まれている栄養分が昔に比べて減っているというのは、いまや常識です。また、食べ物に関する誤った情報も入り乱れています。

たとえば、「お米は太る」といわれていますが、食べる量にさえ気をつければ、パン食よりもはるかによい食べ物です。ジャンクフードやインスタントラーメンなどを好んで食べる若い人たちも多く、ある医療機関が調査したデータによると、60人の若い男性のうち、ちゃんと栄養バランスのとれた正しい食生活を送っているのはなんと2人しかいなかったそうです。

細胞には薬ではなく栄養を

いまさらかもしれませんが、**私は「薬は不要だ」といっているわけではありません。使い方をちゃんと考えてほしいのです。**薬とは、症状を緩和させる、あるいは抑制させるものであり、病気の原因を取り除くものではありません。一生、薬を飲み続けなければならないという状態は、病気が治っていないということです。

結局のところ、病気の原因を取り除くには、やはり私たちの体をつくる細胞のための栄養をとることに尽きます。統合失調症やうつ病の方、パニック障害や認知症の患者さんも、当クリニックの治療でかなりのレベルまで改善しました。もちろん、すべての患者さんに対して１００パーセントの効果があるとはいいません。しかし、驚くほどの結果が**細胞(膜)栄養療法**で得られているのも、まぎれもない事実です。

「病気を治すのは薬だ」という考えを、まず改めていただいて、なおかつ玉石混淆《こんこう》のサプリメントについても正しい理解を広めていきたいと考えています。

「健康」とは、心も体も健康であること――ただそれだけです。

心、つまり脳になりますが、脳にトラブルを抱えてしまうと、体の具合も悪くなりやすいものです。体全体をコントロールしているのは脳ですから、体も心も充足させ、健やかな毎日をすごすには、やはりバランスのとれた栄養を体にとり入れることが基本中の基本といえるでしょう。

私自身も当院の厳選された品質の良いサプリメントをとっていますが、おいしいものをバランスよく食べることも大好きです。

ただし、食事は一緒に食べる相手を間違えてはいけません。嫌いな人と食事をすると、せっかくの料理もおいしくありません。おいしく、楽しいと感じられる食事をとってください。

たんぱく質をとるなら、魚介類や大豆

昭和の中期くらいまでに比べ、子どもたちの身長は伸び、脚も長くスタイルがよくなりました。それで健康的になったかといえば、そうではありません。幼稚園や小学校低学年でも、3分の1の子どもたちが運動や勉強のあとに「疲れた」を連発します。

十分な食べ物がなかった戦後世代の人は、学校から帰ると家の手伝いをし、ひまを見つけては遊んでいたそうですが、それでも子どもが「疲れた」といっていた記憶はないと多くの人が語ります。

夜遅くまでテレビを観たり、ゲームをやったりして、朝なかなか起きられず、朝食はパンを牛乳で流し込む、という現代っ子が多いかと思われます。

昼は昼でパン食が中心の学校給食、家庭ではついつい子どもの好きなメニューを中心にし、栄養バランスがとれていない食事になっていることが多いのではないでしょうか。

「朝起きられない」「学校に行けない」「情動のコントロールができない」という子どもたちは、たんぱく質が不足している可能性があります。だからもっと肉を食べろという医師もいますが、**同じたんぱく質をとるなら、魚介類や大豆などの植物性をとるべき**でしょう。そのほうが日本人の体には消化しやすく、体質に合っているからです。

先にあげた子どもたちの症状は、リン脂質不足とビタミン・ミネラル不足も考えられます。このような子どもたちには、ＤＨＡ／ＥＰＡを含んだ魚（特に青魚）や亜麻仁《あまに》油なども効果があります。これらには必須の脂肪酸であるオメガ3が含まれていますが、これは6〜12歳くらいの子どもの体内では合成されないため、食べ物で摂取する必要があります。

これらとともに、同じ必須脂肪酸であるオメガ6が含まれている大豆、くるみ、ごま油、ひまわり油などをとって、オメガ3とのバランスをとることも大切です。

細胞は薬ではなく、栄養を求めている

「毒は毒をもって制する」とはよくいったもので、まさに薬によって悪い症状は抑制できます。しかしそれはあくまでも対症療法で、病気の症状を一時的に抑えたり緩和することはできても、体質を改善したり、傷ついた細胞を修復したり回復させることはできません。

世界的に著名な細胞生物学者のブルース・リプトン博士は、その著書『細胞の真実』のなかで、次のような実験について書いています。

ヒトの血管内皮細胞のクローンをつくり、その培養液に薬物を入れると、クローン細胞はその毒から我れ先に逃げ出したというのです。一方、培養液に栄養素を入れると、クローン細胞はその栄養素に引き寄せられて戻ってきたといいます。これは、細胞の成長および増殖反応といえるでしょう。

この実験の意味するところは、**仮に人間が病気になったとき、その細胞が求めているの**

細胞の真実

スタンフォード大学細胞生物学博士
元教授　ブルース・リプトン
The Biology of Belief by Bruce H.Lipton,PhD

【検体】ヒト血管内皮細胞のクローン

【A】コントロール状態

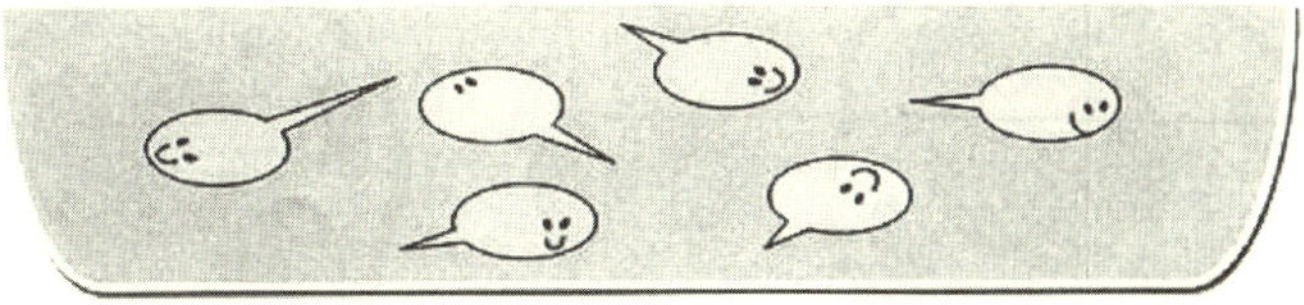

【B】薬剤を投与

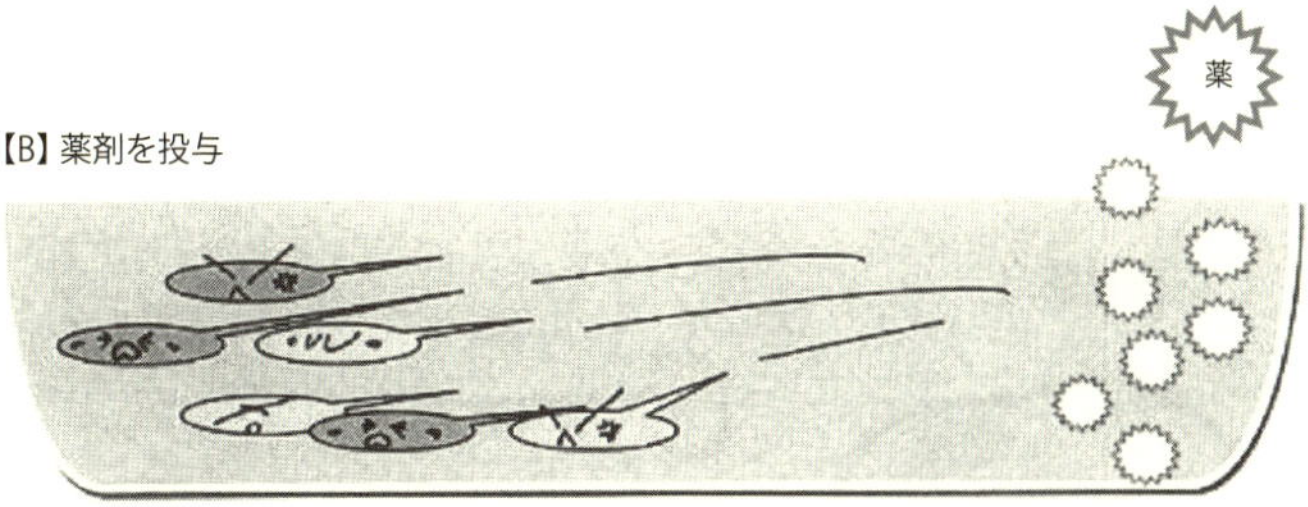

逃走、防御（防衛）

【C】栄養剤を投与

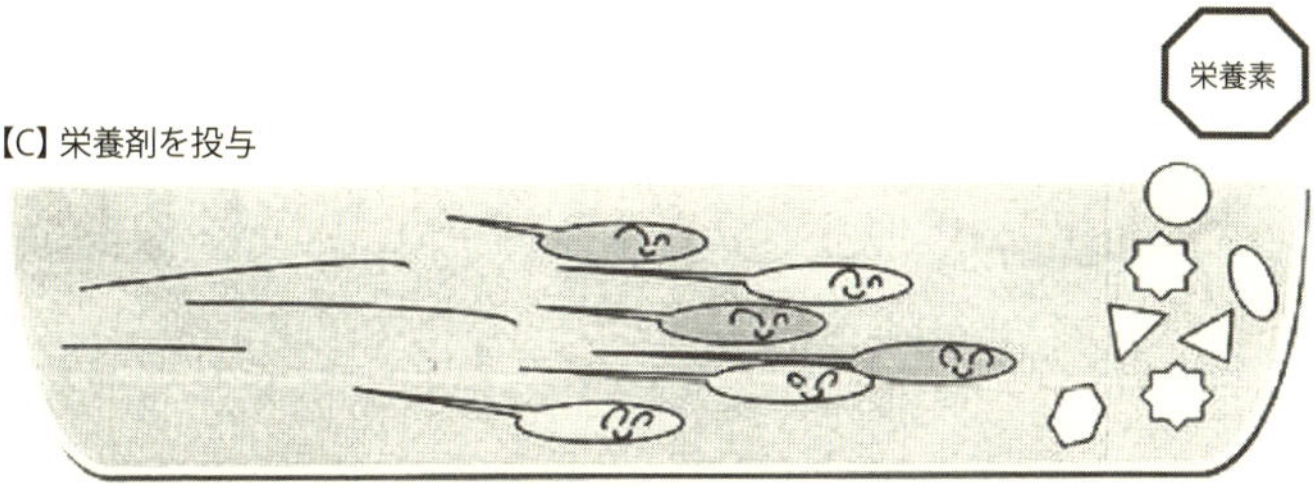

増殖、成長

は異物である薬ではなく、栄養であるということです。

これらの実験で、細胞は薬剤と栄養に対してまったく逆の反応を示していることがわかります。

ところが、私たちの体の細胞のほとんどは、この実験のように一つひとつが独立して行動しているわけではなく、互いにしっかり蜜着しています。ですから、有害な化学物質が入ってきても逃げることができず、悲鳴を上げて救いを求めます。それが薬剤に対する正常細胞の拒否反応であり、副作用というかたちであらわれる苦痛なのです。

薬は、細胞の健康維持には決してプラスにはなりません。細胞を活性化させ、体質を改善し、健康を維持できるのは栄養なのです。

健康状態がこまかくわかる「PRA健診」のすすめ

心の問題を扱うことが多い当クリニックで導入しているのが、冒頭でちょっと触れた「PRA健診」です。これは、アメリカの病理学者で内科医のアルバート・エイブラムス博士の研究を元につくられた、電子共鳴分析器を使った健診法です。

この分析器で体毛や爪を調べることによって、患者さんの状況が診断できるため、体に負担なく、しかもこれまでの健康診断以上のことがわかります。

「髪の毛や爪を分析するだけでそんなことがわかるわけがない」という人がいますが、私たちの髪の毛や爪も細胞でできており、実は体内のさまざまな情報が最終的に凝縮されるところなのです。

特に髪の毛は非常に優秀な細胞で、薬や添加物などから摂取した有害物質などは、その種類や量まできちんとわかってしまいます（警察の麻薬検査でも、尿検査のほかに毛髪検査があることを思い出してください）。

このＰＲＡの信頼度は、80パーセント以上です。つまり、心身の70～90パーセント以上の情報を把握できるということです。内臓や神経系、消化器系の状態、脊椎のゆがみ、ストレス、疲労の程度、さらには栄養状態に至るまで、測定可能な項目は約６０００以上もあります。心理状態まで検診できるのが、ＰＲＡの大きな特徴です。

当クリニックでは、通常、現在の健康状態から全身機能、免疫機能、ストレス、各臓器の機能評価、悪性腫瘍、ウイルス、糖尿病、アレルギー、心身相関など、約40～１２０項目をチェックします。気になる自覚症状や項目がある場合は、あらかじめ教えていただければ追加することもできます。

また、現在服用している薬や摂取している健康食品が体や症状に適しているかといった、薬と健康食品の相関関係や、食物アレルギーなどのアレルゲンの特定も可能です。

健診結果は、マイナス21からプラス21までの数値であらわされ、プラスの値が「良好」ということになっています。

基準値は人それぞれですが、一般的にはマイナス1〜0を基準とします。ただし、基準値がマイナスだから体に問題があるということではありません。その部位がすごく疲れている場合にも、マイナスになることがあるからです。問題があるわけではないにせよ、マイナスの数字が高い項目については、特に注意が必要となります。

また、自覚症状がないのにマイナスの数値が出た場合は「未病」（病気を発症する前）の可能性があり、自覚症状があるのにプラスの数値が出た場合は「改善」に向かっていると診断します。未病のときに、どれだけ自分の体のSOSに対処できるかが重要です。

予防医学の観点からいえば、医師は患者さんに対し、「未病」の状態でアドバイスをするべきでしょう。それが本来の医師の姿だと、私は思っています。

薬に頼らず、自分の健康は自分で守る！

ここまで、「軽い気持ちで、薬に頼ってはいけない」ということを述べてきました。

しかし、「薬がなくなったらどうやって病気を治し、健康を守ればいいのかわからない」という人もいるでしょう。

その方法は「予防医学」であり、その基本となるのが食べ物です。つまり、免疫力を高めて病気になりにくい体にするのも、病気になってしまった体を修復してくれるのも食べ物、もっと具体的にいえば食べ物に含まれている「栄養素」なのです。

「栄養素」といえば栄養学の分野になりますが、栄養学的見地からいえば、健康維持に関する基本的な栄養素は「五大栄養素」です。たんぱく質、脂肪、炭水化物、ビタミン類、ミネラル類をバランスよく摂取することが、予防医学の基本といえます。

しかし、こうしたことに着目し、指導してくれる医師はほとんどいません。「薬を出せばいい」という医師が多いということもありますが、現在の医学部では栄養学の授業や講義が選択科目として４時間あるかないか程度ということも理由のひとつでしょう。

健康な21歳男性のPRA数値
「＋」が多いのがわかります

発行日 : 2014/02/12

TEST DATA

管理番号		ナチュラルクリニック代々木

カルテNo.	フリガナ 氏 名	検体 毛髪	性別 男	年齢 21 才

テスト項目	Code	Count	Count	Count	Count	Count
脳	C583	+ 2				
海馬	D349	+ 2				
扁桃核	C940	+ 1				
不眠症	D362	0				
だるさ、倦怠、疲労	D823	0				
鬱病・メランコリー	E216	0				
統合失調症	D473	+ 1				
低血糖症	E098	+ 1				
自律神経系	C536	+ 1				
ADHD. 注意欠陥/多動	J222	+ 3				
不安神経症	F472	0				
ストレス	E222	- 1				
ホルモンバランス	C895	+ 2				
ビタミンA	A296	+ 3				
ビタミンB１	A457	+ 1				
ビタミンB2	H433	+ 2				
ビタミンB３（ナイア	Q876	+ 3				
ビタミンB６	A144	+ 1				
葉酸	Z889	0				
ビタミンC	C110	0				
ビタミンD	A137	0				
ビタミンE	A433	- 1				
鉄/Fe	C299	+ 1				
カルシウム/Ca	C739	- 1				
マグネシウム/Mg	C365	- 1				
亜鉛/Zn	C377	0				
カリウム/K	C412	0				
DHA／EPA	M396	- 1				
GABA（ギャバ）	C445	- 1				
レシチン	I987	- 1				

不健康な 38 歳女性のＰＲＡ 数値
「－」が多いのがわかります

TEST DATA

発行日 : 2014/02/12

管理番号				ナチュラルクリニック代々木
ｶﾙﾃNo.	ﾌﾘｶﾞﾅ 氏　名	検体 毛髪	性別 女	年齢 38 才

テスト項目	Code	Count	Count	Count	Count	Count
脳	C583	- 2				
海馬	D349	- 3				
扁桃核	C940	- 3				
不眠症	D362	- 5				
だるさ、倦怠、疲労	D823	- 3				
鬱病･メランコリー	E216	- 2				
統合失調症	D473	- 2				
低血糖症	E098	- 3				
自律神経系	C536	- 3				
ADHD. 注意欠陥/多動	J222	0				
不安神経症	F472	- 2				
ストレス	E222	- 3				
ホルモンバランス	C895	- 3				
ビタミンA	A296	0				
ビタミンB 1	A457	- 3				
ビタミンB2	H433	- 3				
ビタミンB 3（ナイア	Q876	- 2				
ビタミンB 6	A144	- 2				
葉酸	Z889	- 4				
ビタミンC	C110	- 3				
ビタミンD	A137	- 1				
ビタミンE	A433	- 2				
鉄/Fe	C299	- 4				
カルシウム/Ca	C739	- 3				
マグネシウム/Mg	C365	- 2				
亜鉛/Zn	C377	- 4				
カリウム/K	C412	- 2				
DHA／EPA	M396	- 4				
GABA(ギャバ)	C445	- 2				
レシチン	I987	- 4				

多くの医師は食べ物でできている私たちの体を、栄養学的見地から指導したり、治療したりする知識をもち合わせていないのです。そのような役割は「管理栄養士」ということになりますが、こちらもカロリー計算や食物に含まれる成分、各栄養素の体への影響などはしっかり勉強しますが、複数の栄養素の組み合わせとそのはたらき、食べ合わせなどについてはあまり学びません。

漢方薬はよく勉強して使う

栄養学などをほとんど学んでいないにもかかわらず、間違った予防医学を私たちに植えつける医師は少なくありません。

たとえば漢方薬です。健康維持のためのサプリメント代わりとして、また「化学物質でつくられた薬よりいいから」と医師にいわれて、漢方薬を飲んだことがある人もいるかもしれません。たしかに、化学物質を精製してつくられた薬物よりはいいかもしれませんが、これも使い方次第なのです。

漢方薬も所詮は「薬」ですから、多少毒性はあります。また、「生薬」の類も漢方からつくられているものが多いのですが、これも「薬」には変わりありません。なかには強い副作用があるものもあります。「ニンジン」から抽出される生薬には、ステロイドホルモンのような作用や、中枢神経興奮剤のような作用が認められており、長く服用すると高血圧、発疹、下痢などの副作用が出ることもあります。

漢方も人まかせにするのではなく、自分でしっかり勉強したうえで服用することが、健康を維持することになるのです。

医療費が膨れ上がりすぎている現在、自分の健康は自分で守り、病気にならない体をつくっていくことは何よりも重要でしょう。そしてそのサポートを、予防医学の見地から行うのが、これからの医師の務めだと思っています。

第５章

食生活の改善と細胞（膜）栄養療法で健康な心と体を手に入れる

予防医学の基本は食事、それも「和食」

予防医学が、薬に頼らない治療の第一歩だということが第4章でおわかりいただけたかと思います。そこで本章では、予防医学の基本である食事について述べることにします。

細胞（膜）栄養療法で食生活を正しく改善し、健康な体を手に入れましょう。

これまで述べてきたように、病気にならない体、あるいは心身の病気を撃退する体へと体質改善するための基本が食事です。そこで、予防医学的にはどのような食事がよいかというと、それは**ズバリ「和食」**です。これは皮肉なことに、アメリカで実証されたことなのです。

1971年、当時のニクソン大統領は、「2000年までにアメリカ国民のがんによる死亡率を半減させる」という目標を立てました。その流れでアメリカ上院に設置された「栄養問題特別委員会」は、1977年に5000ページを超える「マクガバン・レポート」を発表しました。

その結果を簡単にいえば、「生活習慣病は食原病である。肉を大量に食べ、野菜や果物

1・**たんぱく質**……体の組織や器官をつくる
2・**脂肪**……………保湿機能など
3・**炭水化物**………生きていくためのエネルギーや脳のエネルギーになる
4・**ビタミン**………内臓や筋肉、神経組織のはたらきがうまくいくようにする調整役、補酵素の役割
5・**ミネラル**………ビタミンと組んで同じはたらきをする
6・**水分**……………体の70パーセントを占める

を少ししか食べなくなった現代アメリカ人の食生活では、健康維持に必要なビタミンやミネラルなどが不足し、その結果がんや心臓病などが増加した」というものです。

それ以来、アメリカ国民の大半は食生活を多少見直すようになったのですが、このレポートのなかで「理想的な健康食」として注目されたのが、「日本の伝統食」でした。

日本人が長年食べてきた米や麦などの穀類、豆腐や納豆などの大豆食品、魚介類、海藻類、味噌や醤油、ぬか漬けなどの発酵食品、そしてさまざまな野菜や果物には、豊富なビタミン、ミネラル、食

物繊維、アミノ酸などの栄養素がたくさん含まれています。

私たちの命を支えてくれている栄養素は大きく分けて6種類あります。五大栄養素＋水、ということです。栄養素は、一つひとつが専門の仕事を受けもち、協力しながら機能しており、ひとつが欠けてもうまく機能しません。だからこそ、そのバランスのとれた日本食はすぐれているのです。「和食：日本人の伝統的な食文化」はユネスコの「無形文化遺産」として認められています。

そんな和食を三食きっちり食べるのが、最も理想的でしょう。忙しい現代人は、つい朝食を抜いてしまいがちですが、朝食はこれから始まる1日の活力源、エネルギーになるものですから、少量でも食べる習慣をつけましょう。

細胞膜を活性化する食材「まごわやさしい」

五大栄養素＋水とともに、食事に毎日とり入れたいのが、**「まごわやさしい」**です。

ま……「まめ」。納豆、豆腐、味噌汁、豆乳、きな粉など。たんぱく質、マグネシウム、レシチンが豊富。

ご……「ごま」。どんな料理にも、ごまをひと振りする。レシチン、抗酸化栄養素が豊富。

わ……「わかめ」。こんぶ、めかぶ、もずくなどの海藻類。カルシウム、鉄分、ミネラルが豊富。

や……「やさい」。にんじん、ごぼう、れんこんなどの根菜。抗酸化栄養素、ビタミン、食物繊維が豊富。1日350グラム以上の摂取を心がけ、3分の1以上は緑黄色野菜が理想。

さ……「さかな」。いわし、さんま、さば、あじなどの青魚。神経細胞を活性化する。

し……「しいたけ」。えのき、しめじ、まいたけなど。ビタミンB_1、ビタミンDが豊富。

い……「いも」。さつまいも、長いも、里いもなど。食物繊維、ビタミンB、ビタミンDが豊富。

これらを基本として、さらに毎日食べたい食材は次のとおりです。

・卵（1日にだいたい1～2個）
・発酵食品（納豆、味噌、ぬか漬け、麹《こうじ》など）
・種実類《しゅじつるい》（すりごま、アーモンド、くるみなど）

食事は、できるだけ主食・主菜・副菜・汁物の揃った献立を意識しましょう。それによって栄養バランスが整うだけでなく、栄養素同士の相乗効果も期待できます。

たとえば、主食であれば発芽玄米を混ぜて炊いたごはんがいいでしょう。主菜は魚や卵、大豆などにしてたんぱく質をとり、副菜では野菜や海藻、きのこ、大豆などでビタミン・ミネラル・食物繊維をとりましょう。そして汁物は発酵食品である味噌と、野菜やきのこなどを使った具だくさんの味噌汁が理想的です。

また、食卓にはすりごまやアーモンドを常備しましょう。ごまやアーモンドなど種実類には、細胞膜の酸化を防いでくれるビタミンEなどの抗酸化栄養素が豊富に含まれている上、日常の食事にとり入れやすい食材です。

ごまは、皮がついたままだと成分の吸収を妨げてしまうので、すりごまがおすすめです。アーモンドはそのままでもおいしいですが、刻んでサラダや納豆に和《あ》えてもいいでしょう。サラダには市販のドレッシングではなく、亜麻仁油《あまにゆ》に塩・こしょうを合わせ、酸味がほしいときは酢やレモン汁を合わせて味付けしましょう。特に、緑黄色野菜に含まれる脂溶性栄養素は、オイルと合わせることで吸収効率が高まります。

さらに、**卵にはレシチンが豊富に含まれているため、当クリニックでは卵をおすすめしています**（コレステロール値が高い人は1日1個程度がいいでしょう）。

■理想的な１日の食事例

朝食……玄米、納豆、魚、のり、漬け物、少量のフルーツ。「朝からそんなに用意できない」「食べられない」という人は、バナナ、豆乳、きな粉、メープルシロップをあわせてジュースにしたものでもＯＫ。簡単で、栄養バランスもとれる。
昼食……仕事のある人ならバランスのとれた手づくり弁当が理想だが、外食するのであれば日本そば。たんぱく質、ビタミン、ミネラル、食物繊維が豊富なうえ、低カロリーで栄養のバランスも合格。添加物の多いコンビニ弁当やファストフードなどはできるだけ避ける。
夕食……少し軽めに、ひじき、納豆、茶碗蒸し、目ざし、ぬか漬けなどをおかずに玄米や発芽玄米を。添加物の多いフリーズドライや真空パックの白米はＮＧ。ただし、自宅で炊いたごはんを冷凍し、電子レンジで温めて食べるくらいであればＯＫ。多少、栄養素は破壊されてしまうが、添加物を口に入れるよりはいい。

ちなみに、レシチンの語源はギリシャ語で卵の黄身「レキトス」からきています。

理想的な1日の食事例を前ページで紹介しました。

しかし、忙しいなかであまり理想を追求してしまっては、かえってストレスになってしまうでしょう。ひとつの参考にしてください。まずはパンと牛乳中心の食事をやめて和食にするなど、できるところから始めましょう。

体にいいものを「まずい」と感じる現代人

現代人は、子どものころから添加物の多いものを食べているため、亜鉛不足で味覚障害の人が増えています。そういう人は、和食などきちんとした手づくり料理を「まずい」と感じてしまう傾向があります。刺激が強く、味の濃い食べ物に馴れてしまっているからです。

つまり、健康的な食べ物を「まずい」と感じ、添加物の多い外食メニューやスナック菓子を「おいしい」と感じてしまうのです。

そんな味覚異常を元に戻すためには、亜鉛のサプリや牡蠣《かき》、はまぐりを食べることをおすすめしています。

予防医学を念頭に、病気になりにくい体、病気になってもすぐに回復する体、健康を維持する体にしたいなら、少しでも細胞にいいものを食べるよう心がけましょう。

細胞（膜）が活性化する簡単レシピ

【納豆＋味噌あるいは塩麹《しおこうじ》】

市販されている納豆のパックについているタレを、味噌や塩麹に替えてみましょう。また、すりごまやねぎを加えるとさらに理想的です。

【無調整豆乳＋すりごま＋きな粉＋バナナのジュース】

甘味がほしいときは、白砂糖ではなくオリゴ糖やメープルシロップを足しましょう。

【納豆チャーハン】

発芽玄米を混ぜたごはんで、納豆や刻んだパプリカ、ねぎなどを加え、オリーブオイルで炒めて塩、コショウ、醤油で味つけします。

【アボカドと納豆の月見ごはん】

ごはんの上にアボカド（約1センチ角）、納豆、卵、きざみのりを盛りつけます。

【イタリアン冷ややっこ】

豆腐の上に刻んだトマト、アボガドをのせて、レモンと醤油、オリーブオイルで味付けします。きざみのりや鰹節をトッピングしても可。

【海鮮と納豆の月見ごはん】

ごはんの上に赤身魚やしらす、納豆、卵、きざみのりをトッピングします。アボガドと納豆の月見ごはんのように、アボカドを合わせても可。

薬物療法より細胞（膜）栄養療法

私たちが元気を取り戻すための鍵を握るのは食事。人間の自然治癒力は、日々の栄養摂取から生まれてきます。バランスのよい食生活、サプリメントを含め細胞（膜）が活性化されるような食べ物をとることが、病気を遠ざける第一歩といえるでしょう。そこで**当クリニックでは、独自の細胞（膜）栄養療法により、一人ひとりに適した療法を提案しています。**

薬ではなく、**細胞（膜）栄養療法**による治療のため、やはりある程度の時間が必要となります。具体的には、「３～４カ月」以内に納得できる結果があらわれることを目標にしていますが、その理由は赤血球の寿命が１２０日＝４カ月だからです。

血液がすべて入れ替わるまで続けると、人間の心も体も血液とともに徐々に改善していきます。

「体によくないもの」をまずやめる

薬をやめたという人でも、ジュースやコーラ、カフェインの多いコーヒー、スナック菓子や甘いお菓子、カップめんなどレトルト食品を常食していると、体調は改善できません。

特に、砂糖のとり方には注意が必要です。砂糖は脳内に吸収されるスピードが速いため、急激に血糖値が上がります（炭水化物の糖質はゆっくり吸収される）。

しかし、体はそれに対応しようと急いでインスリンを放出し、血糖値を下げようとします。インスリンを大量に分泌した結果、今度は逆に血糖値が下がって低血糖になってしまいます。急に下がりすぎた血糖を正常値まで上げるためにアドレナリンというホルモンが分泌されますが、アドレナリンは分解されるとアドレノクロムという有害物質になり、頭痛を引き起こしたり、キレやすくなってしまうことがあります。

「砂糖を大量に摂取↓血糖値が一気に上昇↓血糖値を下げるためインスリンを放出↓一気に血糖値が下がる」というわけです。

低血糖になると、脳に栄養が回らなくなるため、頭がぼんやりする・落ち着きがなくなる・集中力なくなる・無気力になる、といった状態になります。その状態から脱しようとするためにアドレナリンが分泌され、気分が高揚して攻撃的になったり、食欲が異常に出てきたりします。

さらに、砂糖は体液を酸性に変えるため、それを中和しようとして体内でカルシウムをはじめとするミネラルが奪われてしまいます。砂糖をとりすぎると、体の組織や細胞に蓄えられたカルシウムでは足りず、骨や歯のカルシウムで補い、体のバランスをとろうとします。そのとき、カルシウムの流出で結石ができやすくなります。つまり、砂糖を体内から排出させるために体が破壊されていくわけです。

また、砂糖は消費するときにビタミンB群が必要とされます。イライラやストレスのため、ただでさえ不足しているビタミンB群ですが、砂糖によってさらに消費されてしまうのです。

ですから、**当クリニックでは砂糖の代わりにオリゴ糖やメープルシロップをすすめているのです。**フレッシュジュースでものたりなければ、オリゴ糖やメープルシロップを混ぜればいいでしょう。蜂蜜も廉価なものは砂糖が入っているので、よく見て選ぶことをおすすめします。成分表を見て「ぶどう糖蜜」と書いてあるものは砂糖と同じですから、避けたほうがいいでしょう。

また、砂糖は嗜好品ですから、どうしてもとりたいという場合は1日6グラムを基準にしてください。

具だくさんの一人鍋——簡単にできるところから始めよう

当クリニックでは、まず砂糖のとりすぎをやめ、和食を中心にした手づくりのものを食べるようにすすめています。

また、手の込んだものではなく、**一人暮らしの男性でもできるような食事を提案**しています。いまはたいていのキッチンに魚を焼くグリルなどが設置されていますが、一人暮ら

■嗜好品に含まれている砂糖の量（目安）

主なお菓子・飲み物	砂糖含有量
クッキー３個（20グラム）	５グラム
シュークリーム１個（60グラム）	８グラム
清涼飲料水（100ml）	10グラム
プリン１個（60グラム）	11グラム
アイスクリーム（100グラム）	20グラム
チョコレート２分の１枚（45グラム）	24グラム
アンパン、クリームパン１個	26グラム
クリームソーダ１杯	26グラム
チョコレートパフェ１杯	28グラム
ショートケーキ１個（100グラム）	30グラム

しなどでは掃除が大変なためあまり使わない人も多いようです。

そういう場合、あたためたフライパンにオリーブ油を薄く引いて魚を置き、塩を振って鍋のふたをかぶせると簡単に蒸し焼きができ、あまり手間をかけずに魚が食べられます。

病気を抱えている家族がいると、みんな疲れ果てているため料理などつくる気力もなく、コンビニなどで買ってきた食品が多くなりがちです。ですから、まずＫ・リゾレシチンなどのサプリメントでちゃんとしたものを食べられるように体を立て直しながら、手づくりのものを食べるように指導します。

重い症状の患者さんは、たいてい家族と同居していますから、家族にこのようなアドバイスをするケースが多いのです。

一人暮らしで病気になってしまった場合、手づくりの料理は難しいかもしれません。そこで、私どもでは「できるところから」「できる範囲で」食生活を改善するようなアドバイスをしています。「ごはんは炊けますか？　ごはんと味噌汁ができれば大丈夫ですよ」と、炊飯器で発芽玄米入りのごはんを炊き、具だくさんの味噌汁をつくるようすすめています。

おかずであれば、一人用の鍋にできるだけ野菜を入れて食べるようなものがいいでしょう。小さな鍋に水を入れて、キャベツでもなんでも葉野菜をちぎって入れて、豆腐を加えた簡単なものでいいのです。当クリニックで、サプリメントのみならず、天然だしなどをおすすめしているのは、そのためでもあります。

イライラしたらバナナを食べよう

当クリニックでは多くの患者さんたちに**バナナをおすすめ**しています。安くてすぐ食べられる「甘いもの」だからです。バナナにはマグネシウム、セロトニン、カリウム、カルシウム、鉄分、マンガン、銅、カロテン、ビタミンC、パントテン酸、葉酸、ビタミンB群、トリプトファンなどが含まれており、栄養満点です。

ですから、「イライラしたらバナナを食べなさい。30分で治まりますから」とアドバイスしています。テレビでテニスの試合の合間や、マラソンでは給水所に置いてある小さいバナナを食べながら走っているのを見たことがある人もいるでしょう。そのくらいバナナは優秀な果物なのです。バナナ以外で**トリプトファンの多い食材として、かつお、しいたけ、こんぶ、いりこ（煮干し）、ナッツがあげられます。**頭文字をとって「**かしこいな**」と覚えてください。

繰り返しますが、イライラしたら、まず水を飲み、それからバナナを食べれば治まっていきます。それプラス、レシチンやビタミンB群のサプリメントをとれば理想的です。

甘いものをとるのならフルーツ、女性であればガレットをすすめています。豆乳で溶いたそば粉（そばアレルギーなら米粉）をオリーブオイルで焼いたものにバナナなどを包んでメープルシロップをかければ簡単につくれます。

高齢者はたんぱく質不足になりやすい

若者はパスタなど洋食を好みますが、高齢者は「とにかくなんでもいいから食べればいい」と考えがちです。たとえば、「ごはんとつくだ煮と味噌汁で毎日過ごしています」といったケースで、和食はいいのですが、バランスを欠いています。昼などもコンビニのおにぎりですませるなど、相対的に炭水化物が多く、たんぱく質が不足している人が少なくありません。たんぱく質をとるには、**納豆、豆腐は半丁から一丁、卵、魚。これを毎日食べるのが理想です。肉であれば赤身にして脂身を控えたほうがいいでしょう。**

特に、揚げものは控え目に。コンビニやスーパーの総菜コーナーでは鳥の唐揚げや天ぷらなど揚げものが多く、つい手を伸ばしてしまいがちですが、たんぱく質不足に陥りやすいので注意が必要です。

食事にお金をかけなくなり、「野菜と味噌汁だけ食べていればいい」と考えてしまう高齢者もいるようです。海藻をほとんど食べず、たんぱく質もとらないでいると、栄養のバランスが偏《かたよ》り、その人の一番弱いところに病気として出てきます。

たんぱく質は魚でとろう

現代人は炭水化物は比較的ちゃんととっていますが、たんぱく質が足りません。また、同じたんぱく質でも豆腐や味噌汁など大豆系のものはとっていても、魚はなかなか食べないようです。

たんぱく質が足りないと、脳は「栄養が不足している」と判断するため、たいてい甘いものに走ってしまいます。手近にある食べものといえば、スナック菓子やチョコレートなど、つい甘いものに手が伸びてしまうのです。

その人のストレスの度合いや体質にもよりますが、**たんぱく質は男性なら1日70〜80グラム、女性なら60〜70グラム、なるべく肉より魚でとるようにすすめています。** 1日に、だいたい体重と同じ数字のグラム数（体重50キロならたんぱく質50グラム）をとるように

■たんぱく質の含有量（目安）

食品名（かっこ内は食品の量）	たんぱく質の含有量（目安）
とり肉胸＜皮なし＞（40g）	約 8.9g
とり肉ささみ（80g）	約 19.7g
とり肉もも＜皮なし＞（60g）	約 13,2g
とりレバー（60g）	約 11.3g
豚もも薄切り（60g）	約 13.2g
豚もも厚切り（60g）	約 13.2g
豚ロース薄切り（40g）	約 9.1g
豚ロース厚切り（40g）	約 9.1g
鶏卵（50g）	約 6.3g
えだ豆＜ゆで＞（60g）	約 6.9g
ゆで大豆（40g）	約 6.4g
おから（80g）	約 4.9g
納豆（40g）	約 6.6g
凍りどうふ（20g）	約 9.9g
とうふ＜もめん＞（100g）	約 6.6
きなこ（20g）	約 7.1g
豆乳（100mℓ）	約 4 ～ 5g
たら＜大１切＞（100g）	約 17.9g
サバ＜小１切＞（40g）	約 8.3g
かれい＜中１切＞（80g）	約 15.6g
鮭＜中１切＞（90g）	約 20.3g
ぶり＜中１切＞（90g）	約 19.3g
うなぎ（30g）	約 6.9g
さんま（中１尾＞（180g）	約 16.7
あじ＜中１尾＞（130g）	約 12.4g
いわし＜中１尾＞（80g）	約 7.9g

してください。

肉でも、豚のバラ肉やひき肉はけっこう脂が多いため、たとえばハンバーグが好きという人は余計な脂をとりすぎてしまいます。ですから、どうしてもひき肉が食べたいときは、鳥の胸肉のひき肉に豆腐などを混ぜた豆腐ハンバーグをすすめています。

こういった良質のたんぱく質を含んだ食事は、**細胞（膜）栄養療法**の根幹ともいえます。なぜなら、細胞膜は50パーセントがたんぱく質、40〜50パーセントがリン脂質（レシチン）でできているからです。

しかし、前ページの表でもわかるとおり、**たんぱく質を理想量摂取するのはなかなか難しいため、サプリメントで補う必要がある**のです。

足りない栄養素はサプリメントで補給するということは、多くのクリニックでもやっています。当クリニックの細胞（膜）栄養療法の特徴は、食事指導のほかに細胞膜を強化するということでK・リゾレシチンをすすめていることです。

そうすることによって細胞膜が活性化し、回復が早くなるのです。

ですから、ほかのクリニックで1年かかって治るものが、当クリニックでは半年で回復するというケースがあります。

食事の改善と細胞（膜）栄養療法で薬漬けから脱しよう

当クリニックでは、このように食事指導を中心とした細胞（膜）栄養療法によって、患者さんが本来もっている自然治癒力にはたらきかけた治療を行っています。

もちろん、患者さんはそれぞれに体質や病歴は違いますから、一人ひとりに応じた栄養バランスを見出します。現在薬を飲んでいる人の場合には、急に飲むのをやめるのではなく、段階的に薬を減らしていくように指導します。

更年期障害や糖尿病、アトピー性皮膚炎、さらにうつ病や自律神経失調症など、内科から心療内科の領域にいたるさまざまな症状で長年苦しんでいる患者さんがやってきます。そのような患者さんに、それぞれに応じたサプリメント、あるいはプランセンタエキスの点滴療法なども用いていきます。

最終的には、その患者さんが、**いわゆる薬漬けの状態から解放され、再び病気にならないための予防医学の知識を身につけていただくのが当クリニックの目標**なのです。

「第二の脳」といわれる腸に着目

私たちは、栄養である食べ物を口からとり入れますが、その食べ物は胃腸によって消化されます。腸といえば、食べ物を消化するだけ、と思っている人が少なくありませんが、**腸には私たちの健康のカギを握る重要な役割がある**のです。

消化……腸の役割としてよく知られているのが、胃とともに食物を分解し、吸収する機能です。栄養素のほとんどは腸で吸収されていますから、腸が機能しないと人は生きていくことができないのです。

免疫防御……腸には人体の70パーセントもの免疫細胞が集まっていて、外から侵入してくる有害な物質を追い出す免疫防御の機能を果たしています。この機能がしっかりはたらいている限り、さまざまな病気を防御できます。腸の免疫防御機能がはたらいてこそ、自然治癒力を高く保てます。

解毒……免疫防御は、広い意味では解毒《げどく》といえるでしょう。解毒の機能を果たす器官といえば肝臓ですが、肝臓の負担を軽減させているのが腸です。私たちの口をとおして外から入ってくる有害物質は、まず腸が免疫防御機能でブロックします。そのブロックしきれなかったものだけが肝臓に送られ、解毒されるわけです。

つまり、腸が正常に免疫防御の機能を果たせなければ、肝臓にたくさんの有毒物質が送られて多大な負担がかかり、最悪の場合、病気になってしまいます。肝臓の病気は心臓や呼吸器の病気を誘発しますから、腸が免疫防御・解毒の役割を果たすことで、さまざまな病気を防いでいるといっていいでしょう。

セロトニンの生成……腸は、先述したセロトニンを生成することができます。このセロトニンが脳に送られることで、人は幸せを感じているのです。

これらのことを、腸は脳の指令なしに自分の判断で行っています。状況に応じて解毒作用をしたり、肝臓や膵臓《すいぞう》などほかの器官に指令を出し、適切な処理法を決定するのです。

これは、脳以外の臓器では非常に珍しく、全身麻酔をかけられても、脊髄損傷で脳死状態になっても、腸が正常にはたらき続けるのはそのためなのです。腸にトラブルや病気があると、この独自の判断能力に支障をきたし、当然、体内システムにも影響します。ですから腸は、「第二の脳」と呼ばれ、「脳腸相関」という言葉があるほど、**脳と腸は密接な関係がある**のです。

しかも、研究が進むにつれ、脳内の神経伝達物質「セロトニン」が、腸にもあることがわかってきました。なんと全体の約90パーセントものセロトニンが、腸内に集中しているというのです。

正しい食生活をし、腸が適切に機能していれば、セロトニンが不足することはありません。ですから、腸の免疫機能を高めるためにも、腸内環境を整えることの大切さがわかります。このような腸の免疫機能を促進させるのが、１２０兆を超える腸内細菌ですが、抗生物質などの薬は、これら腸内細菌にダメージを与えてしまいます。

このことから考えても、薬を飲むことのデメリットがうかがえます。「脳腸相関」ですから、**細胞（膜）栄養療法**で日ごろから正しい食生活を心がけることが、腸に、ひいては脳にもよい影響をもたらすのです。

心の病は排泄物でわかる

精神科の医師はまず脳を第一に考えます。医学部でも「精神病は脳の病気であって、他の部分は原因ではない」というふうに習います。ところが**当クリニックの細胞（膜）栄養療法は、「第二の脳」である腸を重要視しています。**なぜなら、精神疾患の人は、基本的に腸の環境がよくないことがわかったからです。

子どものころから家庭で和食中心の手づくり料理を食べている、という人が心を病んで診察に来るというケースは少ないといっていいでしょう。精神疾患を抱えている人の多くが、子どものころからの食生活によって、腸内環境がかなり悪くなっています。

腸内環境が悪く、消化吸収が悪い人は、たとえば野菜炒めなど野菜たっぷりの料理を食べても、多くが便として排出されてしまい、脳が栄養不足状態に陥ってしまいます。ですから、最初に腸内環境をよくして、消化吸収能力を高めた状態で正しい栄養をとり入れ、その結果、脳に栄養がまわるという治療法が**細胞（膜）栄養療法**なのです。

精神障害の人は普通、「頭が痛い」「幻聴が聞こえる」など、頭（脳）の症状を訴えるため、医師は腸に原因があるとは考えません。患者さんは「便秘しています」「1週間大便が出ていません」と訴えますが、彼らの便秘の原因は精神科の薬を長年飲んでいることが原因の場合が多くあります。にもかかわらず、便秘を訴えると便秘薬を処方され、今度は便秘薬がないと排便できない状態になってしまうこともあります。

健康な便は黄色でバナナのような色をしているのですが、腸が健康でない人の便は臭いも非常にきつく、真っ黒で石のようです。

患者さんに尋ねると、症状が出る前に、子どものころから便秘がちであったとか、うさぎのように小さくて真っ黒な便が当たり前だったといいます。つまり、精神科医にかかる前から、腸がおかしかったのです。そして、薬のせいでますます状態を悪化させてしまったのです。

繰り返しますが、「脳腸相関」といわれるくらい、脳と腸には密接なかかわりがあるのです。まずは腸内環境を整えることが、精神疾患を克服する第一歩といえるでしょう。腸内環境を整えるためには最良のサプリメントである「乳酸菌生産物質」を摂ることが肝要です。

認知症はそれまでの食生活と関係がある

人は誰でも歳をとっていきます。それにともなって脳細胞は減少し、脳全体も萎縮していくことは否めません。しかし、だからといって全員が認知症になるというわけではないのです。この差はどこにあるのでしょうか？

現代の脳科学では、記憶の中枢は側頭葉《そくとうよう》にあると考えられています。そのなかの海馬《かいば》の異常が痴呆の因子を握っている、ということが最近の研究で明らかになりました。

老化によるもの忘れはもちろん、アルツハイマー型認知症患者の脳を断層撮影してみると、例外なく海馬の神経細胞が著しく萎縮していることも確認されています。

この萎縮が進行するのは、①脳に乳酸が溜まる。②脳内のリン脂質（レシチン）が半分以下になってしまうからです。そしてこれらの現象は、その人がそれまで続けてきた食生活と大きな関係があるのです。

たとえば、薬物や食品添加物などの化学物質、タバコの煙、アルコールなどは脳のバリア（血液脳関門）の役割を果たす細胞を突破して直接脳に入り込み、細胞を破壊していくと前に述べました。

これらの影響で脳内の乳酸が蓄積し、脳の栄養素であるリン脂質（レシチン）が減っていくわけです。ですから、脳の乳酸の蓄積をとめ、レシチン成分を増やせば海馬の萎縮は食い止められて、認知症は改善するということになります。

しかし、先にあげた薬などには当然そのような効果はなく、摂取するほどますます海馬を傷つけ、症状を進行させてしまいます。

海馬の萎縮を改善し、認知症を治すことは現代医学では不可能とされていますが、本当にそうでしょうか？　以前は「一度死んだ脳細胞は二度と再生しない」と考えられていましたが、脳内を活性化させれば細胞は再生し、増えることもわかってきました。つまり、**認知症は不治の病ではない**のです。

症例6
認知症の男性（80代後半）のケース

【来院前】

「夫が病院でアルツハイマーと診断された」という妻からの電話。半年薬を飲んでいるのに改善しないという。毛髪検査をするため毛髪を送ってもらう（遠方のため）。兄弟の名前や昨日食べたもの、日づけがわからないなど、もの忘れがはなはだしい。

【服用していた薬】 アリセプト

【当クリニックのアドバイス】

アリセプトをやめ、以前から夫婦でとっていたミドリムシ（マルチビタミン、ミネラルにＤＨＡ／ＥＰＡが加わったようなサプリメント）とともに、サプリメントを３種類増やす。年金生活のため、治療にあまりお金をかけることができないとのこと。


【当クリニックの食事・細胞（膜）栄養療法】

和食中心のメニューにし、特にネバネバ食品（納豆、山いも、おくらなど）をとることを提案。

【当クリニックが処方したサプリメント】K・リゾレシチン、糖鎖、オメガ3（DHA／EPAでもよかったが、高齢者のため液体に）

【その後の経過】

3カ月後に「記憶がすごくよくなった」と妻から電話。受け答えを多くするような会話を心がけた妻の対応もよかった。

薬より脳細胞が喜ぶ食べ物を

つまり、脳細胞に適切な栄養素を与えてあげればいいわけです。栄養素として必須なのが、大豆食品などに含まれているリン脂質（レシチン）です。欧米では頭脳食品（IQ食品）、または天然のトランキライザー（精神安定剤）として知られています。

これを毎日摂取していれば、脳細胞のはたらきが活発になり、集中力や記憶力が増大していくのです。

脳内（間脳）でつくられるアセチルコリンという神経伝達物質は、レシチンのなかに含まれている「コリン」を元につくられます。これによって脳神経細胞のはたらきが活発になります。

神経細胞の脱落や死滅が、細胞間の信号を伝えるアセチルコリンと深い関係にあることはすでに定説です。また、認知症の場合、このアセチルコリンの分泌量が特に低くなっていることもわかっていますから、これを増やせば症状の改善も可能でしょう。

認知症などの高齢者に向精神薬などの薬を与えても、ますます症状が悪くなるばかりです。繰り返しますが、私たちの細胞は薬物ではなく食べ物でできていますので、薬ではなく、適切な栄養素をとるべきなのです。

心の病には頭脳食品（ＩＱ食品）・レシチンを！

私どものクリニックでは、食事指導だけではなく、ほとんどの患者さんに「Ｋ・リゾレシチン」を処方しています。Ｋ・リゾレシチンとは、レシチンに複合栄養素を融合させたものですが、ここでちょっと脳の栄養素ともいえるレシチンについて考えてみましょう。

「レシチン」と呼ばれるものは商業名で、学名はリン脂質です。

レシチンの役割

電子伝達機能、情報伝達機能、エネルギー生成機能、栄養代謝、ホルモン代謝、脂質代謝、糖質代謝、薬物代謝、水分代謝、細胞内呼吸代謝、膜界面における透過性の活性化。

第2章でも触れた、このリン脂質・レシチンは大豆食品に含まれ、欧米では頭脳食品（IQ食品）、天然のトランキライザー（精神安定剤）として知られています。

レシチンは動植物界に広く存在しています。動物では脳・骨髄・心臓・肺・肝臓・腎臓や血管、卵黄に多く、植物では大豆をはじめとする穀類に多く含まれています。

レシチンは人間の体内では、細胞内のミトコンドリアや小胞体、核膜、リソゾーム、細胞質膜にそれぞれ40～50パーセント、血液壁などには90パーセントもあるといわれています。この細胞膜内のレシチンの役割は上の表のとおりです。

レシチンは、日本でも80年以上前から高脂血症の医薬品として販売されていましたが、サプリメントとしては、1973年に当クリニックの会長・神津健一が厚生省（現厚生労働省）に健康食品として申請し、認可を受けたのが始まりです。

原料が100パーセント天然の大豆であるため、すでに医薬品として売られているもの（顆粒状）と同じであったが、健康食品として販売することが認可されたのです。

1990年代には従来のレシチンのほかに、分子量を半分以下に下げた低分子のレシチンが開発され、特殊な乳化剤として化粧品の材料にも使われるようになったのが、リゾ（低分子）レシチンです。しかしコストが高いため、健康食品として応用されるケースはほとんどありませんでした。

そして1998年、神津会長は栄養価を高め、相乗効果を出すためにいくつかの特殊栄養素とビタミン類を加えたものを開発しました。おいしくて食べやすくするためにグミ状にしたり、ゼリータイプにしたことにより、従来のレシチンより効果があるという評判を得ました。

それがK（神津）・リゾレシチンです（ちなみに財団法人日健協会による大豆レシチンの定義は「リン脂質を50パーセン以上含有し、大豆由来以外の成分を含有しないもの」ですが、K・リゾレシチンはリン脂質が約10パーセント前後であるにもかかわらず、有効性は逆に高くなったのです）。

K・リゾレシチンの有効性は立証されている

私たちは普通、純度の高いものほど有効性が高く、体にもよい、と考えがちですが、そうではありません。精度や純度を高めると、それだけ薬物（化学物質）に近づいてしまいます。

レシチンも本当は大豆そのものでとったほうがいいのですが、それには毎日大豆をバケツ1杯分もとらなければなりません。これは生理的にも物理的にも不可能でしょう。ですから、従来のレシチンより、体内に吸収しやすい低分子にしたリゾレシチンにさらに複合栄養素を融合させたK・リゾレシチンのほうが有効性が高くなったのです。

K・リゾレシチンをとると、血液脳関門を透過して脳には10〜15分で届き、数時間にわたって脳が落ち着いているときにあらわれる脳波・α波が増えることもわかりました。これは産業医科大学医学部の菅野久信名誉教授の臨床実験によって立証されています。

また、米国マサチュセッツ工科大学の特別研究チームによって、脳内ホルモンのドーパミンもK・リゾレシチン摂取後10〜15分でレセプターにしっかり集積されていたことが確認されています。更に同大学による生体反応試験においても各種のホルモンの分泌と生成が確認されています。

それだけではありません。鈴鹿医療科学大学大学院の研究グループが行ったＫ・リゾレシチンの実験においても、**Ｋ・リゾレシチンをとると、脳内ホルモンの調整役で脳を落ち着かせるセロトニンや、脳に幸福感を与えるβエンドルフィンなどが増える**ことが確認されました。

レシチン以外にも、患者さんの神経伝達組織を修復して健康な神経組織に戻し、組織の傷を癒すにはいくつかのビタミンやミネラル、神経伝達物質の原料となるペプチド、ＤＨＡ／ＥＰＡやその他の栄養素も必要となります。

良質な食事をとると同時に、効果的なサプリメントを活用するのが、**細胞（膜）栄養療法**です。ただし、私たちが主張している細胞（膜）栄養療法というのは、なんでもサプリメントを活用すればいいというものではなく、すべての栄養の受け皿であり、代謝機能の根幹をなしている細胞膜のリン脂質（レシチン）を摂取してこそ、初めて確かな有効性が期待できるというものです。

本章の最後に、私がおすすめするサプリメントをご紹介しますので参考にしてください。

徐々に受け入れ態勢を整えていく

体の細胞膜の約50パーセントを構成する必須の栄養素レシチンを食べて「体に合わない」という人や、下痢をしたり食欲がなくなってしまう人がたまにいます。しかしそれは、体に受け入れ態勢ができていないというだけのことです。

受け入れ態勢ができていないときに起こるそのような反応を、一般には「好転反応」「瞑眩《めんげん》反応」などといいますが、私たちは「反応現象」と呼んでいます。たとえば、カラカラに乾燥した砂漠に毎日雨が降れば草が生えくるでしょう。しかし3、4日集中的に豪雨が降れば洪水になります。「反応現象」とは、この洪水のようなものです。

つまり、カラカラ状態のところに雨水が過剰に入っておこる洪水が「反応現象」といえます。

レシチンの話に戻れば、普段から栄養のバランスをとって、体にいいものをとっていれば反応現象は出ません。

レシチンを食べてなんとなく違和感のある人には、少しずつ慣らしていくことをおすすめしています。慣らしていくうちに細胞が受け入れやすくなり、症状が改善されます。副作用とは、体が受けつけないから起こる反応で、健康食品を食べて出る反応現象とはまったく異なるものです。

食生活を見直し、認知症を予防する

高血圧症や狭心症の薬を飲んでも、脳のシナプスはやせてしまいます。しかしそれはＣＴとかＭＲＩで診てもわからないため、原因をよく追究せず安易に精神科にまわしてしまうケースがあります。

ここで気をつけたいのは、食事療法やサプリメントをとることでシナプスが太くなれば、誰でも認知症が治るのかといえば、残念ながらそうではありません。治るかどうかは、普段の生活習慣や食生活、薬の服用量にもよります。

また、まわりの家族次第ともいえます。「年寄りだけ別メニューの食事療法が面倒くさい」という家庭はけっこう多く、自分たちと同じようにパンや牛乳、加工食品の多い食生活では治るものも治らないでしょう。

ＱＯＬを維持したまま歳を重ねたいのであれば、やはりきちんとした食生活を心がけるしかありません。しかもこれからは、超高齢化社会が待っています。

一人ひとりが自分の健康に気をつけ、薬に頼らないことが、膨大な医療費を抑えることにもなるのです。

予防医学の味方・サプリメントの有効なとり方

普段の食事で細胞が喜ぶような食べ物を口にするのが理想ですが、なかなか難しいのが現実でしょう。そこで当クリニックでは、栄養補助食品、サプリメントをおすすめしています。

サプリメントは日常の食生活で十分に摂取できない栄養素や、ストレスや病気で消耗したビタミンやミネラルなどを補給できるからです。

しかし日本では、サプリメントの地位はまだまだ低いようです。医師が患者さんにサプリメントをすすめても保険点数の対象になりませんし、下手に販売すれば自由診療の一部とみなされ、保険診療を行う病院としてはペナルティを受ける可能性があります。ですか

■目的別サプリメントの選び方

健康維持……マルチビタミン・ミネラル、レシチン
不足気味の栄養素補給……マルチビタミン・ミネラル、レシチン、DHA／EPA
美容・ダイエット……マルチビタミン・ミネラル、プロテインまたはペプチド、ギムネマシルベスタ、レシチン
記憶力・集中力アップ……レシチン、マルチビタミン・ミネラル、プロテイン、GABA、カルシウム
老化防止・免疫力アップ……マルチビタミン・ミネラル、レシチン、アガリスクなど菌糸体食品、キチンキトサン、糖鎖、プロポリス、ＳＯＤ様食品、乳酸菌生産物質
不眠……メラトニン、トリプトファン、カルシウム、レシチン、ビタミンＢ群
糖尿病治療と予防……ギムネマシルベスタ、糖鎖、レシチン、桑の葉エキス、ペクチン、クローム、亜鉛、カルシウム、カリウム、乳酸菌生産物質
高コレステロール・高血圧……レシチン、ビタミンＢ群
心臓病……レシチン、糖鎖、ビタミンＥ・Ｃ・Ｂ群、植物性プロテイン、マグネシウム、GABA
肝臓障害……レシチン、アガリスクなど菌糸体食品、糖鎖、乳酸菌生産物質、ビタミンＥ・Ｃ・Ａ・Ｂ群、動・植物性プロテイン
自律神経失調症……レシチン、ビタミンＢ複合体、ビタミンＣ・Ｅ、カルシウム、プロテイン
がんの予防と治療……アガリスクなど菌糸体食品、糖鎖、セレニウム、亜鉛、キチンキトサン、プロポリス、ビタミンＣ・Ｅ、レシチン、ＳＯＤ様食品、乳酸菌生産物質

ら、どんなにいいサプリメントであっても勧めない医師も多いのです。また、「しょせん効果はない」と最初から切り捨てている医師もいます。

アメリカでも、以前はサプリメントの摂取に反対する医師がほとんどでした。それが、先述した「マグガバン・レポート」が発表されて以来、徐々に見直され始め、2002年の米国医師会ジャーナルの機関紙「JAMA」では「すべてのアメリカの成人男女は、慢性病予防にマルチビタミンなどのサプリメントを1日1回以上とったほうがよい」と発表。それ以来、アメリカ人の約75パーセントがなんらかのサプリメントをとるようになったそうです。

人それぞれ生活習慣も体質も違いますから、「売れているから」「話題になっているから」という理由でサプリメントを選ぶのはよくありません。「病気を予防できるか」「自分の病気を改善できるか、できないか」ということをよく考えてサプリメントを選び、自分に合った摂取の仕方をしなければ効果は期待できないでしょう。

当クリニックでは栄養学的見地、予防医学的見地からサプリメントの研究を行っており、薬を使わずにさまざまな症状の患者さんを治療しています。 その経験からまとめた、目的別サプリメントの選び方は前ページのとおりです。

このように、目的をはっきりさせれば、自分がどんなサプリメントを摂取すればいいかの参考になるでしょう。

現代人に必要な栄養補助食品とは

１９７ページの表を見ると、ビタミンとミネラル、レシチンやプロテインが多いことに気づくでしょう。**予防医学的見地からいえば、現代の日本人に必要な栄養補助食品は、ビタミン、ミネラル、レシチンに集約される**からです。

細胞膜の組織の中で触媒《しょくばい》のはたらきを担っているレシチンは、さまざまな代謝機能をコントロールするために必要な栄養素なのです。しかも、ほかのサプリメントと一緒にとることによって、その吸収効果を高める相互作用があります。

ビタミンやミネラルは、合わせて約40種類ありますが、たったひとつが欠乏しても必ずなんらかの症状があらわれます。ですから、自分の体に最も必要なものは何か、何が不足しているかを見極める必要があります。

しかし、その自覚症状に気づく人はほとんどいませんし、６０００種類以上のサプリメントから自分に合ったものを選ぶのは至難の業でしょう。

そこで、数十種類のビタミンとミネラルがバランスよく摂取できるマルチビタミン・ミネラルをおすすめしているのです。通常「マルチビタミン・ミネラル」と呼ばれるものには、20種類以上のビタミン、ミネラルがバランスよく含められているもののことです。ＥとＣの２種類だけでは「マルチ」とはいえません。このマルチビタミン・ミネラルに高たんぱく食品やレシチンを加えれば、基礎栄養食品としては完ぺきです。

このマルチビタミン・ミネラルとレシチンは、畑でいえば微生物豊富ないい土壌をつくる基礎肥料といえるでしょう。

栄養素が欠けたときにあらわれがちな精神症状

最後に、主な栄養素と、それが欠乏したときにあらわれがちな症状を次のページにあげておきます。心当たりのある症状の方は、サプリメントなどで不足した栄養素を補ってください。

■ビタミン

栄養素	欠乏時に起こること・学習への影響
チアミン（ビタミン B_1）	疲労、記憶障害、精神的混乱、行動障害、興奮しやすい、衝動性、不眠症
リボフラビン（ビタミン B_2）	幼児の脳の成長を妨げる、行動障害
ナイアシン（ビタミン B_3）	うつ、神経過敏、記憶喪失
ピリドキシン（ビタミン B_{12}）	興奮しやすい、疲労、集中力欠如、気分の動揺、不眠症
コバラミン（ビタミン B_{12}）	悪性貧血からくる記憶障害、神経過敏、幻聴、幻覚
葉酸	無関心・無感動、幼児の知能発達遅れ、記憶障害、興奮しやすい、引っ込み思案、うつ
ビタミンA	うつ、無関心・無感動、幼児の知能成長遅れ
ビタミンC	疲労、うつ、感受性亢進

■ミネラル

栄養素	欠乏時に起こること・学習への影響
鉄	行動障害、不注意、多動性、集中力欠如
マグネシウム	興奮しやすい、神経過敏、うつ、混乱
カリウム	虚弱、食欲喪失、混乱、吐き気
亜鉛	興奮しやすい、食欲不振、疲労、混乱、味覚障害
クロム	気分の動揺、集中力の低下、記憶喪失
カルシウム	集中力欠如、情緒不安定、興奮しやすい、混乱

■K・リゾレシチン

栄養素	欠乏時に起こること・学習への影響
K・リゾレシチン・必須脂肪酸・オリゴ糖・亜鉛 ビタミンB群、C、Eなど	行動障害、興奮、怒る、キレる、むかつく、うつ、混乱、記憶障害、集中力欠如、神経過敏、凶暴性、心身症、理性の欠如、イライラ、ＩＱ・ＥＱ低下、運動機能障害、反社会性人格障害

これが、おすすめサプリメント

最後に、あなたの健康維持に効果のあるサプリメント、また、実際の病気に効果的なサプリメントをあげておきます。

●とりあえず健康だが予防医学的見地からさらに健康を維持したい……成分の種類と含有量や栄養バランスのとれた複合タイプのK・リゾレシチン、マルチビタミン・ミネラル、良質のたんぱく質

●美容やダイエット……レシチン系食品、プロテイン（またはペプチド）、複合タイプのマルチビタミン・ミネラル、ギムネマシルベスタなど

●頭のはたらきをよくしたい、記憶力・集中力を上げたい……K・リゾレシチン、マルチビタミン・ミネラル、プロテイン、マグネシウム、カルシウム

●老化防止、免疫力を高めたい……K・リゾレシチン、シイタケやアガリスクなど菌糸体

食品、キチンキトサン、糖鎖、プロポリス、マルチビタミン・ミネラル、K・リゾレシチン、水素などのSOD様食品

●精力を高めたい……ペプチド、ビタミンE、亜鉛、K・リゾレシチン、セレニウム

●筋力をつけたい……プロテイン（またはペプチド）、K・リゾレシチン、マルチビタミン・ミネラル

●よく眠りたい……K・リゾレシチン、GABA、メラトニン、トリプトファン、カルシウム、ビタミンB群

●糖尿病予防・治療……ギムネマシルベスタ、糖鎖、K・リゾレシチン、桑の葉エキス、ペクチン、クローム、亜鉛、カルシウム、カリウム、βグルカンなど

●高コレステロール・高血圧症……K・リゾレシチン、ビタミンB群

●脳卒中の予防・治療……K・リゾレシチン、DHA／EPA、糖鎖、乳酸菌生産物質、ビタミンC・E・B群、βグルカン

●低血圧……K・リゾレシチン、ビタミンC・E・B群、植物性プロテイン、カルシウム、鉄分

●心臓病……K・リゾレシチン、糖鎖、ビタミンC・E・B群、植物性プロテイン、マグ

ネシウム、βグルカン

●白内障……K・リゾレシチン、糖鎖、ビタミンA・C・E・B群、植物性プロテイン、カルシウム、マグネシウム、カリウム

●緑内障……K・リゾレシチン、ビタミンA・C・E・B群、植物性プロテイン、ミネラル

●胃潰瘍・十二指腸潰瘍……K・リゾレシチン、ビタミンA・C・E・B群、カルシウム、植物性プロテイン、マルチビタミン、βグルカン

●肝臓障害……シイタケやアガリスクなど菌糸体食品、糖鎖、乳酸菌生成物質、K・リゾレシチン、ビタミンA・C・E・B群、動・植物性プロテイン、鉄分、βグルカン

●腎臓障害……ビタミンA・C・E・B群、マグネシウム、カルシウム、糖鎖、K・リゾレシチン、プロテイン、塩化カリウム、βグルカン

●痛風……ビタミンC・E・B群、ペクチン、重炭酸カリウム、K・リゾレシチン、βグルカン

●関節炎・関節リウマチ……ビタミンC・E・B群、プロテイン、K・リゾレシチン、グルコサミンコンドロイチン、βグルカン

●**喘息**……ビタミンＡ・Ｅ・Ｂ群、カルシウム、プロテイン、Ｋ・リゾレシチン

●**膀胱炎**……糖鎖、ビタミンＡ・Ｃ・Ｅ、マルチミネラル、プロテイン、Ｋ・リゾレシチン

●**自律神経失調症**……Ｋ・リゾレシチン、ビタミンＣ・Ｅ・Ｂ群、カルシウム、プロテイン、大豆イソフラボン、糖鎖、ＣｏＱ10、乳酸菌生産物質

●**月経障害**……Ｋ・リゾレシチン、ビタミンＥ・Ｂ群、βグルカン

●**食欲減退**……乳酸菌生成物質、ビタミンＡ・Ｃ・Ｂ群、ビオチン、リン酸、ナトリウム、パントテン酸、マルチビタミン・ミネラル、Ｋ・リゾレシチン、糖鎖、βグルカン

●**がん予防・治療**……シイタケやアガリスク・マイタケ・ハナビラタケなど菌糸体食品、糖鎖、セレニウム、亜鉛、キチンキトサン、プロポリス、ビタミンＣ・Ｅ、ＳＯＤ様食品、Ｋ・リゾレシチン、βグルカン、乳酸菌生産物質

参考文献

『誤診だらけの精神医療』　西城有朋著　河出書房新社

『なぜうつ病の人が増えたのか』　冨高辰一郎著　幻冬舎ルネッサンス

『治す！　うつ病、最新治療』　リーダーズノート編集部編　リーダーズノート

『医者が増えると、病気が増える！』　中原英臣・矢島新子著　ごま書房新社

『あなたのストレスは心の病!?』　神津健一監修　銀谷翠著　平成出版

『脳内汚染・心の病を治す栄養療法』　神津健一・田中路子著　長崎出版

『心の病を癒す脳内食品』　神津健一著　トレランス出版

『認知症の予防と改善』　神津健一著　ぶんぶん書房

著者
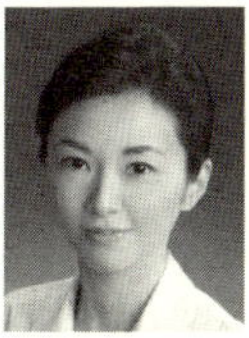
銀谷　翠（ぎんや　みどり）

秋田大学医学部卒業。精神科専門医。精神保健指定医。秋田大学医学部附属病院、埼玉県の北辰・楽山病院を経て医療法人社団・一友会ナチュラルクリニック代々木院長。向精神薬だけでは心の病は治せないとして栄養療法に着目、研究を重ねている。著書は「あなたのストレスは心の病!?」(平成出版)「3ステップ式脳をきたえる食事!」(ぶんぶん書房)がある。

監修者
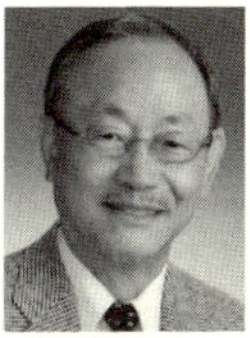
神津健一（こうづ　けんいち）

1940年、長野県に生まれる。早稲田大学を経て米国・APIU大学院博士課程修了、医学博士。医療法人社団・一友会ナチュラルクリニック代々木会長。NPO法人　予防医学・代替医療振興協会理事長。著書は「驚異の頭脳食品・レシチン」(毎日新聞社)「脳内汚染・心の病を治す栄養療法」(共著・長崎出版)「医者が心の病に無力なワケ」(共著・三五館)「認知症の予防と改善」(ぶんぶん書房)など多数。

Creative Staff
編集協力――――岡村知弘・高関　進
装丁・デザイン―――根本眞一（株式会社クリエイティブ・コンセプト）

薬を抜くと、心の病は9割治る

精神科クリニックで行っている栄養療法の驚くべき実績

2014年5月20日　第1刷発行
2023年8月20日　第3刷発行

著　者――――――銀谷　翠
監修者――――――神津健一
発行者――――――西門　直
発行所――――――素朴社（株式会社ヴィアックス出版事業部）
〒164-0013　東京都中野区弥生町2-8-15
電話：03-6276-8301　FAX：03-6276-8385
振替　00150-2-52889
http://www.sobokusha.jp

印刷・製本――――壮光舎印刷株式会社

ISBN978-4-903773-19-3　C0047　価格はカバーに表示してあります。